Del Ayuno **a la**
Conciencia

Si este libro le ha interesado y desea que lo mantengamos
informado de nuestras publicaciones, puede escribirnos a
comunicacion@editorialsirio.com,
o bien suscribirse a nuestro boletín de novedades en:
www.editorialsirio.com

Ninguna de las ideas, sugerencias y procedimientos incluidos en este libro preten-
de sustituir una consulta con el médico. Ni la autora ni la editorial asumen ninguna responsabilidad en caso de producirse cualquier daño o perjuicio presunta-
mente derivados de alguna información o sugerencia contenida en este libro. En
caso de tener algún problema de salud, el lector deberá consultar a un facultativo
competente.

Diseño de portada: Editorial Sirio, S.A.

© de la edición original
2015, Lidia Blánquez

© de la presente edición
EDITORIAL SIRIO, S.A.

EDITORIAL SIRIO, S.A.	NIRVANA LIBROS S.A. DE C.V.	DISTRIBUCIONES DEL FUTURO
C/ Rosa de los Vientos, 64	Camino a Minas, 501	Paseo Colón 221, piso 6
Pol. Ind. El Viso	Bodega nº 8,	C1063ACC
29006-Málaga	Col. Lomas de Becerra	Buenos Aires
España	Del.: Alvaro Obregón	(Argentina)
	México D.F., 01280	

www.editorialsirio.com
sirio@editorialsirio.com

I.S.B.N.: 978-84-16233-53-3
Depósito Legal: MA-832-2017

Impreso en Imagraf Impresores, S. A.
c/ Nabucco, 14 D - Pol. Alameda
29006 - Málaga

Impreso en España

Puedes seguirnos en Facebook, Twitter, YouTube e Instagram.

Lidia **Blánquez**

Del Ayuno a la
Conciencia

Conócete a ti mismo,
es tu único propósito de vida

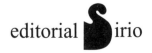

editorial Sirio

AGRADECIMIENTOS

A mi marido, mi gran maestro que me apoya y me ama incondicionalmente. Siempre está a mi lado, fiel a mi camino de vida.

A mis amados hijos, maravillosos y pacientes conmigo. Me abruma que me hayan elegido como madre. Los quiero más y más cada día que pasa.

A mi querido padre, que siempre me ha apoyado y mostrado una parte muy importante de mí que a día de hoy amo, y a mi gran madre, cuya sabiduría la hace aún más grande y que en su buen hacer me ha enseñado tanto. Y a mis suegros, también por su amor y ayuda.

A mis maravillosos hermanos, cuñadas, sobrinos y al resto de mi fantástica y gran familia, con la cual la vida tiene mucho sentido.

A mis abuelos, que desde el otro lado me hacen confiar en que realmente hay algo más.

A todos aquellos que en este momento comparten mi vida y me apoyan, como los Ángeles de Chai (Montse, Xènia y Aurora), Julita, Eva, Paula, M. Carmen, Nil, Ant, Belén, Yolanda, Anna y un largo etcétera de personas que han ido construyendo el corazón que tengo, dándole un nombre a cada una de sus células: Jorge, Pedro, Sergio, Quique, Isabel, Ana, Mar, Lidia, Arturo, Anais, Esteban, Antonio y Pilar.

A mi gran maestro Zen, que despertó mi consciencia y dio sentido a mi vida, y a mis visiones de otras dimensiones de una forma maravillosamente científica, como pedí al cosmos. A Dasira Narada y a todos aquellos maestros que están detrás de mí y me acompañan. A todos los seres que me enseñan.

A todos aquellos hermanos de «vida(s)»; cito a algunos representantes: Esmeralda, Edu, María, Ana, Óscar, Sandy, Suzanne, Vicky, María Dolores, Bea, Ruth, Conchi, Sandra, Mario, Gemma, Meri, Francesc, mis fallecidos Pura y Toni...

A mis incondicionales pacientes, que evolucionan conmigo a cada momento. Les agradezco su confianza y que me muestren en el gran espejo de la vida diferentes aspectos de mí a cada instante.

A mi querida Confianza Solidaria, que se expande en el día a día porque personas con buena voluntad prestan su ayuda a los más necesitados a través de esta entidad.

Y a nuestro último proyecto global junto a mi querida Jeannette, YouTooday in Action, preparado para fomentar y premiar las «buenas acciones» en el mundo.

Muchas gracias a Dios, al universo y a la vida, que nos permiten vivir desde la experiencia lo que realmente somos.

Os quiero a todos, y siempre, como dijo mi maravilloso maestro, vuestra felicidad es mi felicidad.

UNA ENAMORADA DE LA VIDA Y LAS
PERSONAS AL SERVICIO DE LA HUMANIDAD

PRÓLOGO

Si eres de los que se encuentran constantemente cansados, si tienes insomnio o problemas digestivos, si eres presa fácil de la irritabilidad, si estás pasando por un momento emocionalmente inestable o si te han diagnosticado cualquier enfermedad, necesitas dar un giro de ciento ochenta grados a tu vida. Y es importante que sepas que este libro es para ti.

El ayuno es no comer voluntariamente durante un tiempo determinado, con independencia de si tienes un objetivo concreto o no al hacerlo. A diferencia de una dieta, el ayuno se realiza con un fin superior al de perder peso por razones estéticas o de salud: va asociado al cambio o a la preparación del cuerpo para una transformación personal, tanto en el ámbito físico como en el mental y espiritual.

Quizá eres de los que recuerdan que sus abuelos no comían carne los días de Cuaresma. O has visto cómo un amigo hacía una limpieza de su sistema digestivo durante un día en el que solo comía manzanas. Es posible que alguna vez también hayas podido observar cómo tus hijos o tus animales domésticos dejan de comer porque se encuentran mal. En este libro podrás comprobar que el ayuno es algo tan antiguo como la historia del reino animal y del hombre. Esta técnica es parte de los medios de curación y de transformación personal que desde siempre hemos tenido a nuestro alcance de modo intuitivo pero que hemos dejado de aplicar a causa de nuestro estilo de vida actual, que nos ha desvinculado de las tradiciones.

Pero a veces lo más antiguo se convierte en lo más nuevo. En este libro se vuelve a poner a tu disposición esta herramienta, aunque de hecho no ha perdido su vigencia, pues se está empleando desde hace milenios para propiciar el cambio. El ayuno es un proceso esencial en los tiempos que corren, época de transformación y adaptación en tiempo récord a nuevos paradigmas. Somos una sociedad enferma, que sufre las patologías propias de la cultura de la abundancia. Nos hemos cuidado tan poco que enfermamos antes, porque vivimos en entornos tóxicos, alejados de la naturaleza, de otros seres vivos. Vivimos una vida artificial; no somos nosotros mismos. Hemos olvidado nuestro auténtico yo. Te invito a emprender un viaje muy especial con el fin de recuperarlo.

INTRODUCCIÓN

Escribir sobre el ayuno no es nada nuevo. No es mi intención crear un decálogo del ayuno, ya que de estos se han escrito unos cuantos, y por cierto muy buenos. Y es que el ayuno es, posiblemente, una de las técnicas instintivamente utilizadas por las civilizaciones desde que el hombre es hombre.

Lo que me ha motivado a escribir esta obra ha sido aportar mi granito de arena a partir de las experiencias que he podido compartir con centenares de pacientes que inician anualmente sus ayunos en mi consulta. Gracias a ellos he obtenido mucha información sobre el funcionamiento del cuerpo, la mente y el espíritu. Y los astros, la vida y las personas que me rodean me han hecho saber que ha llegado el momento de compartir este conocimiento, algo que espero lograr por medio de este libro.

Mi intención es que las personas sepan que tienen una gran posibilidad de conocerse a sí mismas por medio del ayuno. Mientras se practica surgen nuevos horizontes; el ayuno nos ayuda a sacar brillo —o a desempolvar— aquello que ya somos y que desde la individualidad no estamos reconociendo.

Por medio del ayuno emprendemos un viaje en el que descubrimos grandes verdades de nuestro ser. Además, la ciencia ha verificado que a fecha de hoy no existe ninguna pastilla que sea tan prodigiosa como el ayuno como herramienta de sanación.

Yo misma, durante todos estos años, he visto cómo infinidad de patologías físicas, emocionales y espirituales han encontrado alivio por medio del ayuno. Las personas adquieren una mejor comprensión de sí mismas y se disponen realmente a mejorar sus vidas; aprenden a gestionarse y disponen de nuevas herramientas que les brindan la oportunidad de volver a empezar.

Esto no tiene lugar de la noche a la mañana; es un proceso, y como tal, requiere tiempo. Con el paso de los días, las personas van abriendo los ojos, van adquiriendo una mayor conciencia. Y no solo conciencia de sus aspectos físicos. De hecho, somos cuerpo, mente y espíritu. Estos tres sistemas interactúan, formando una unidad, y cada uno de ellos necesita un tipo de alimento diferente: comida, abrazos, amor, meditación...

Ocurre sin embargo que muchas veces la mente se desconecta del cuerpo. Entonces el alma vibra dentro de la persona pidiendo ayuda, mientras la mente no entiende qué está pasando. Pues bien, durante el ayuno se van a alinear inevitablemente los tres sistemas, con lo cual la persona adquirirá una mayor comprensión y coherencia: lo que subyace en cada uno de los tres es exactamente lo mismo, de modo que al arreglar uno mejorarán también los demás.

Si resuenas con algo de lo mencionado, no lo dudes: haz el ayuno, emprende la acción. Experimenta, pues tú eres el soberano de las células que configuran tu cuerpo físico. Ahora es el momento de que hagas una apuesta clara por la salud y tomes decisiones que te ayuden a vivir con plena conciencia de lo que eres y de cómo relacionarte con tus semejantes y con tu entorno.

Te propongo que efectúes un parón con conciencia, un alto en el camino que te ayudará a limpiar, depurar y reprogramar. Un ayuno auténtico constituirá un *reset* en tu vida. Te *reiniciará* a nivel físico, mental y espiritual, los tres ámbitos clave del ser humano; constituirá una puesta a punto que te permitirá avanzar con paso firme en el a veces difícil camino de la vida. Nunca algo tan antiguo ha tenido tanto sentido hoy.

Eso sí, te darás cuenta de que para realizar un ayuno tienes que estar dispuesto a ser flexible de mente, de manos y de corazón. Si crees que no eres así, no te preocupes: haz el ayuno, y estas cualidades serán tuyas.

ORÍGENES DEL AYUNO

El ayuno de los animales

Los animales ayunan de modo instintivo, ya que no siempre tienen a su alcance la cantidad de alimento que necesitan. En muchos casos pasan días e incluso semanas sin comer porque no pueden cazar, por ser época de sequía o porque no hay presas disponibles. La mayor parte de los animales carnívoros viven de sus depósitos de nutrientes cuando no tienen comida y no han conseguido cazar la presa que les proporcionará el alimento. También están aquellos que hibernan, para los cuales los períodos sin comer están integrados dentro de sus ciclos vitales. Este es el caso, por ejemplo, de los osos o las marmotas, que aprovechan la primavera y el verano para obtener una buena capa de grasa que les permita sobrevivir todo el invierno sin apenas comer nada.

Aves y peces también intentan comer más de lo que necesitan en las temporadas de abundancia; así pueden realizar viajes extenuantes: los salmones, por ejemplo, remontan río arriba para desovar, y ciertas aves llevan a cabo extraordinarias migraciones.

EL AYUNO EN LA HISTORIA HUMANA

En el caso de los hombres, el ayuno se remonta a la prehistoria. La principal actividad de los humanos de entonces era la caza. Pero no todos los días los cazadores tenían qué comer y se pasaban varias jornadas con el estómago vacío, tomando bayas o rebañando huesos. El cuerpo humano se tenía que adaptar a la cantidad de comida disponible. El reino animal hacía de espejo para estos grupos de antepasados, que cazaban cuando se acababan las reservas. Naturalmente, la comida y la supervivencia estaban estrechamente ligadas. Quien mejor comía tenía más posibilidades de vivir más tiempo, de estar más fuerte, más sano y más conectado al mundo. Por eso se establecía un orden de prioridad en los turnos para comer y en cuanto al tipo de alimento que se recibía. Las mejores piezas de carne eran para los guerreros y los niños, que aseguraban la sucesión y la continuidad de la tribu, mientras que las piezas menores se reservaban para las mujeres y los ancianos. Las comidas empezaron a tener un valor social; se compartían los alimentos entre todos y así se aseguraba la supervivencia del grupo. Los alimentos también se fueron asociando con la seguridad: cuanta más comida, más garantías de supervivencia en épocas de escasez de recursos.

Más adelante se abandonó el nomadismo y se adoptó un nuevo modo de vida, basado en el pastoreo y el almacenaje de alimentos. Esto permitió el asentamiento en lugares más favorables a la conservación de los alimentos a través de la desecación, la salazón o la congelación. Eso permitía crear reservas para épocas de escasez. Los hombres aprendieron que la naturaleza seguía unos ciclos en los que había temporadas en las que proporcionaba alimentos y otras en las que no, de modo que comenzaron a cultivarlos.

Durante la etapa de consolidación de la agricultura, la privación del alimento se utilizó para facilitar la curación de las enfermedades, siguiendo también el ejemplo de los animales. Por aquel entonces ya se sabía que si se le daba un reposo al estómago, el cuerpo podía centrar su energía en curarse. La medicina antigua estaba en manos de brujos o ancianos que recogían las tradiciones de sus antepasados. Incluidos en las recomendaciones de los médicos de la época estaban el retiro y el ayuno, sobre todo integrados con los procesos de iniciación personal, como por ejemplo el paso de la infancia a la pubertad. Esta transformación personal, que convertía a un niño o a una niña en un hombre o una mujer, se consideraba una transición iniciática: el niño o la niña debían superar un retiro espiritual, alejados de la tribu y del grupo humano del que formaban parte. Ayunar, meditar, rezar o estar en contacto directo con la naturaleza les ayudaba a llevar a cabo con éxito esta transformación. Es obvio que al provocar la situación o al crear el contexto oportuno el cambio podía (y puede) producirse de manera más fluida, con la ayuda de una mayor interiorización. El ayuno quedaba así vinculado al cambio, a la transformación y al cuidado de la salud.

En las civilizaciones antiguas de Oriente Medio y de Egipto, se utilizaba el ayuno para estimular la claridad mental y física. En época del Imperio helénico, se empleaba de forma innata e intuitiva, para la sanación de enfermedades. Sabios como Avicena o Hipócrates entendían ya el alimento como medicina, al igual que el ayuno como medio para la sanación de algunas dolencias. Entre las citas de Hipócrates se encuentra esta tan significativa: «Los alimentos fortalecen en la convalecencia; en la enfermedad, debilitan».

Aztecas, mayas, griegos y persas también se beneficiaron con el ayuno; eran conscientes de su valor sanador.

El camino que ha seguido esta práctica en nuestra sociedad occidental desde la Antigüedad ha estado vinculado a las religiones imperantes. De este modo, ha quedado desvinculada de su poder curativo y ha pasado a ser únicamente una herramienta más de crecimiento espiritual dentro de cada religión: el Ramadán en el islam, la Cuaresma en el catolicismo, el Ta'anit en el judaísmo o el Nyung-nye en el budismo. El cristianismo la utilizó como preparación para actos como el bautismo o la eucaristía, pues era un medio de mostrar humildad, rendición y apertura a Dios. Todas estas festividades tienen su origen en el sacrificio, que implicaba no comer durante algunos días. Estos ayunos son en realidad semiayunos, porque no se come carne –pero sí otros alimentos– o se ayuna únicamente hasta la puesta del sol.

Con independencia de que las religiones lo hayan adaptado según sus intereses, hoy en día el ayuno puede tener un gran valor para cualquier persona que lo quiera realizar, sin importar sus creencias, puesto que uno de sus aspectos clave es que constituye un *reset* físico, mental y espiritual.

Si te desconectas de tus instintos más mundanos, te conectas a la parte más elevada de ti, es decir, a tu ser superior. La historia así lo ha narrado y hoy no es cuestión de creérselo, sino de experimentarlo. Recuerda que la sabiduría popular es, a lo largo de los tiempos, la biblia más sagrada. Si el ayuno no tuviera ninguna importancia, ¿por qué lo habrían adoptado todas las religiones del mundo?

¿POR QUÉ AYUNAR?

RAZONES PARA EMPEZAR UN AYUNO

No es casualidad que el noventa por ciento de los que vienen a mi consulta para que los guíe en su ayuno lo hagan poco antes, durante o poco después de su cumpleaños. Las estadísticas nos revelan que muchas personas mueren alrededor de esta fecha. Esta muerte a veces es real, pero otras muchas también es simbólica. Se trata del paso de un ciclo a otro, el fin de una etapa y el comienzo de otra. Si eres de los que están buscando un cambio o una transformación en tu vida, el ayuno te puede servir de herramienta, pero lo que sucede durante y después de él depende de ti.

Es imposible no observar la muerte del ego durante el ayuno. El ego está proyectado en la materia como lo único real en la vida, y sin embargo no tiene lugar en este proceso.

Hay personas que vienen a mi consulta porque están muy enfermas y quieren buscar una oportunidad en el ayuno. Incluso las hay desahuciadas por la medicina convencional. El ayuno puede dar un vuelco muy importante a sus vidas. También he de decir que no siempre funciona para todos de la misma forma. Cada enfermo es único; sus circunstancias y características no son idénticas a las de ninguna otra persona. Quienes obtienen mejores resultados, o por lo menos más obvios, son los que registran problemas metabólicos como exceso de ácido úrico, glucosa en sangre o tensión arterial alta. Pero el ayuno también es útil en el caso de muchos otros problemas de salud.

El ayuno es algo voluntario; cada uno debe tener la intuición de saber si significa algo para él en ese momento de su vida o no. Los pacientes acuden con la esperanza de que los «sane», pero con el tiempo he entendido que esto no depende a veces ni de ellos ni de mí, sino de que sea su momento.

Entre las personas interesadas en realizar un ayuno se encuentran aquellas que han pasado por innumerables dietas y no han logrado perder peso. Su capacidad de metabolización es excesivamente deficiente y prueban el ayuno como una opción radical. Esto es muy frecuente, sobre todo en mujeres a las que les está cambiando el metabolismo durante la menopausia. En estos casos los efectos suelen ser espectaculares, pues, cansadas de hacer millones de dietas y no obtener ningún resultado ni cambio metabólico significativo, por fin encuentran su solución en el ayuno, de modo que lo viven con auténtica gratitud. Otras personas optan por esta práctica porque han visto a sus familiares rejuvenecidos y más delgados y vienen atraídas por la idea de mejorar su aspecto.

Es muy interesante ver que también se acercan al ayuno individuos conscientes que quieren descubrir qué posibilidades les ofrece a la hora de conectarse con su yo interior, su maestro. Estas personas comprueban que durante el ayuno se agudiza su intuición y su conciencia de la sutileza del ser.

Muchos quieren darle un cambio a su vida y desean *reiniciar* su disco duro, con el fin de poder adentrarse en nuevas maneras de alimentarse, pensar y vivir. Con el ayuno tendrán la oportunidad de aquietar la mente y llegar hasta el corazón.

De hecho, a estas alturas, me cuesta concebir la quietud y la búsqueda del ser si no se ha vivido esta experiencia y la de cambiar en el día a día los hábitos alimentarios. Cualquier persona consciente debería hacer un ayuno, que constituye una de las pruebas más duras, mentalmente hablando, por las que podemos pasar. La humanidad en su conjunto tiene pendiente recuperar el reconocimiento del valor de esta herramienta.

En resumen, el ayuno es para todas aquellas personas que vienen a este mundo a experimentar y desean hacerse responsables de su salud y de su cuerpo físico de una forma inteligente. Es importante anteponerse a la enfermedad buscando siempre la salud, pues ahí es donde está la energía que nos permite sobrellevar aquello que quizá no se ha manifestado, pero que puede estar gestándose. Con toda la información de la que disponemos hoy día, ya no nos vale hacernos los despistados. Ya no podemos decir que no sabemos qué clase de aceite necesita nuestro coche, cuándo hay que hacerle una puesta a punto, con qué clase de gasolina funciona mejor o cuándo hay que cambiar las bujías. Es necesario que asumamos las consecuencias de nuestro estilo de vida y

busquemos soluciones que nos permitan vivir más armonio-
samente con nosotros mismos y con nuestro entorno. Para
mí, esto es vivir responsablemente.

El ayuno se puede utilizar como medicina preventiva
para frenar el desarrollo y la proliferación de enfermedades como la hipertensión (la cual rebaja el tono simpático
y disminuye la tensión emocional), la gota, las alteraciones
cardíacas y arteriosclerosis (en este caso el ayuno puede funcionar como una auténtica cirugía cardiovascular), las infecciones agudas (inhibe la diseminación y el crecimiento
de virus y aumenta la capacidad defensiva de la sangre y de
las células), la psoriasis y las alergias (son las más sensibles al
ayuno, ya que la piel es el último punto de eliminación de las
toxinas), los problemas de circulación sanguínea, la bronqui-
tis, la rinitis (en estos dos últimos casos el ayuno actúa como
antiinflamatorio), las migrañas y las cefaleas, el glaucoma, la
gastritis, la esclerosis, las alteraciones nerviosas como la neu-
rosis o la hipocondría, el cáncer, etcétera.

Al realizar un ayuno voluntario, lo que estamos haciendo es ganar tiempo para nuestra supervivencia y nuestro mejor vivir, puesto que estamos limpiando y purificando nuestra sala de máquinas y dándoles a los órganos un merecido
descanso. ¿No intentamos que la mente detenga su funcionamiento habitual, por ejemplo, cuando nos tomamos unas
vacaciones, practicamos algún deporte o vemos la televisión?
¿Acaso no consideramos importante el descanso físico cuando dormimos por la noche o hacemos una buena siesta? Sin
embargo, no nos planteamos que nuestro sistema orgánico
necesite unas vacaciones. Y eso que las tiene bien merecidas.

Considerando que buscamos la eterna juventud saludable, el ayuno sería el mejor bisturí de que dispone la medicina natural para permitirnos rejuvenecer.

Ayunar es como comprar una casa vieja y restaurarla sacando primero los muebles viejos, limpiando el polvo, pintando de nuevo las paredes y finalmente recolocando todo en su lugar, para que fluya una nueva energía capaz de regenerar y equilibrar el ambiente. ¡Qué sensación más maravillosa nos queda cuando obtenemos este resultado!

Cabe decir que el cuerpo físico guarda la información del ayuno en sus genes como un mecanismo que ha sido grabado en ellos a lo largo de la historia de la humanidad. De hecho, está más preparado para realizar un ayuno que para recibir cantidades excesivas de comida. En el primer caso, se activa un sistema perfectamente coordinado para asumir el proceso que conlleva, mientras que en el segundo caso el organismo se satura y acaba enfermando. Así pues, estamos mejor preparados para ayunar que para vivir sobrealimentados.

SÍNTOMAS DE NUESTRA SOCIEDAD ENFERMA
Alimentos tóxicos y desprovistos de vida

Estamos llegando a una época de saturación total, y esto se manifiesta físicamente en el colapso metabólico que sufrimos.

El problema de nuestra sociedad occidental es el abuso de alimentos y el exceso de sal, azúcar, grasas saturadas, alcohol, tabaco, fármacos y otro tipo de toxinas a los que sometemos nuestro cuerpo. Las enfermedades de los habitantes del primer mundo están asociadas a la opulencia y a los excesos del materialismo, a la pérdida de disciplina mental y a la poca o mala gestión de las emociones, e incluso al escepticismo o a la falta de fe y confianza. Hemos olvidado el término medio, porque nos hallamos en un entorno que favorece que tengamos de todo, especialmente comida, al alcance de la mano y como método de consuelo ante los distintos problemas que nos vemos obligados a afrontar a diario (la ansiedad y la angustia, por ejemplo, suelen traducirse en un aumento del apetito).

Comemos inconscientemente, vivimos sin darnos cuenta de ello una realidad que es pura ciencia ficción, basada en un sistema que nos aparta de lo que es verdadero.

Un problema recurrente al que nos enfrentamos en la actualidad es la falta de energía para encarar nuestro día a día. Tenemos que entender que nuestro cuerpo es una pila atómica, un generador de energía andante cuya gasolina es la comida que ingerimos, entre otras cosas. La energía se extrae de distintas maneras (mediante la respiración, la luz...), pero en el caso de la alimentación se consigue al sintetizar de una forma constante todo lo que entra en el sistema digestivo para convertirlo en azúcares, proteínas, vitaminas, minerales y oligoelementos que el cuerpo necesita para funcionar. Para realizar todos estos procesos es necesario un gran esfuerzo de producción; por eso el organismo precisa, además de descanso, una buena alimentación que permita que este trabajo se lleve a cabo de la forma más eficaz posible.

Generalmente los consejos nutricionales del pasado se centraban en la cantidad de calorías necesarias para un óptimo funcionamiento corporal; hoy en día es importante que entendamos que la cantidad de comida que ingerimos es tan relevante como la calidad. Esto es así porque lo más importante es la biodisponibilidad, es decir, la calidad de la energía absorbida y utilizada en las funciones fisiológicas, y que la digestión no acapare demasiada de esa energía.

En general, se suele pensar que las personas que vivimos en países mediterráneos comemos bien. Siempre se ha dicho que contamos con una gran riqueza gastronómica y que la diversidad y la calidad de los productos que tenemos al alcance nos favorecen como individuos. Sin embargo, si anotáramos en una hoja de papel todas las comidas y *snacks* diarios que ingerimos, veríamos que nuestra dieta es revisable y mejorable. Quizá no comemos tan bien como pensamos.

Nuestra dieta está formada básicamente por alimentos muertos, artificiales, irradiados, refinados, creados ex profeso para el consumo humano y que la mayoría de las veces no han crecido bajo la luz solar. Estos productos, que están destinados a satisfacer las demandas de placer efímero de nuestra mente, constituyen un consuelo frente a una vida estresante y llena de frustraciones, ya desde que somos niños. ¿Quién no se ha tomado un cruasán relleno de chocolate cuando ha tenido un mal día? Sin embargo, estos alimentos dejan mucho que desear desde el punto de vista nutricional. Recordemos que están compuestos principalmente de grasas *trans*, azúcares refinados y aditivos y estimulantes que calman y sacian, pero solo aparentemente; también contienen un sinfín de otros ingredientes que son perjudiciales para nuestro cuerpo, el cual no los puede ni tan siquiera identificar.

Estos alimentos estresan el organismo; generan adrenalina, para que los asociemos con un placer superficial, rápido y directo, pero no nos aportan los elementos que necesitamos para nutrirnos, además de que son adictivos. Asimismo, generan un gran desgaste en todo el tracto digestivo, ya que, además de que se necesita más energía para procesarlos, una gran parte de los aditivos se quedan almacenados en ciertas zonas del cuerpo, porque son difíciles de depurar.

Estos productos artificiales contribuyen a la generación de depósitos de grasa, que rodean a los órganos vitales. Esta grasa es peligrosa, porque bloquea dichos órganos, los hace sufrir en exceso y ralentiza la generación de energía. Esta es la grasa verdaderamente preocupante, y no la del «cinturón de asteroides». Les digo a mis pacientes que deben darle las gracias a sus benditos michelines, ya que los libra de la masacre que llevarían a cabo las toxinas si anduviesen libres por su cuerpo: la grasa envuelve y almacena dichas toxinas como depósitos energéticos. Con un poco de suerte, estos depósitos se consumirán en el transcurso de algún ayuno, voluntario o involuntario. Este último es peor, puesto que es el que llevamos a cabo cuando estamos enfermos y doloridos hasta las pestañas.

Muchos de los alimentos que ingerimos contienen una gran cantidad de tóxicos, los cuales son absorbidos y almacenados por el tejido graso, ya que tienen afinidad con las grasas. Unos pocos se desechan, pero los que se almacenan pasan directamente a las membranas celulares o a la corriente sanguínea, sin atravesar el filtro desintoxicante del hígado, y otros son transportados por la sangre hasta las células grasas. Este, por ejemplo, es el caso de los anestésicos: cuando los riñones intentan eliminarlos, a veces son reabsorbidos; la única vía de drenaje es entonces el hígado, el cual tiene una capacidad limitada de retener toxinas después de la saturación a la que se ve constantemente sometido. Así, tanto las funciones hepáticas como las de procesamiento energético se ven alteradas y se sufre fatiga, hipoglucemia, cetonemia, infecciones, enfriamiento o envejecimiento. Consecuentemente, nuestro organismo se va colapsando.

Por esta razón es tan importante que cuidemos nuestra alimentación. Los alimentos de calidad están formados por material perteneciente a seres vivos, que se han nutrido de la luz del sol, se han regado con agua y han respirado el mismo oxígeno que nosotros. Estoy hablando de alimentos que no han sido procesados y no han perdido nutrientes por el camino. Son las plantas y los animales que forman parte del mismo ecosistema del que formamos parte nosotros: verduras, frutas, cereales, legumbres, pescado y carne.

Hemos de partir del hecho de que la luz solar tiene una importancia determinante para la vida en nuestro planeta. Muchas civilizaciones han venerado al sol como al mismísimo Dios, y si reflexionamos sobre ello, nos daremos cuenta de que realmente es un dios para todos los seres vivos de nuestro planeta, ya que es la estrella que dio origen a los planetas del sistema solar y la que nos da la vida. Si se apagara, dejaría de existir toda forma de vida en la Tierra. Imagina la importancia que tiene su energía para nuestros alimentos y para nuestro cuerpo físico. Todo lo alimentado por el sol posee una energía orgánica apta para el consumo humano.

Hago un pequeño paréntesis para recordar la importancia de exponer nuestra piel al sol y de mantenerla limpia de cremas artificiales, hechas a base de petróleo plástico, que lo único que hacen es aislarnos de la energía solar, impidiendo que podamos beneficiarnos de ella y de las vitaminas que nos proporciona. Gran parte de la población presenta déficit de estas vitaminas.

Un sistema nervioso descontrolado

Cuando tenemos el hígado y los riñones colapsados por su incapacidad de depurar toxinas y cuando la sangre tiende a acidificarse por un estilo de alimentación basado en un superávit de proteínas, carbohidratos, etcétera, a nuestro organismo le cuesta funcionar y el sistema nervioso se ve afectado y debilitado. Esto da lugar a una mayor irritabilidad y nerviosismo y propicia, en general, una respuesta excesiva que podría acabar alterando el sistema inmunitario, lo que daría lugar a su vez a distintas enfermedades autoinmunes. Por cierto, estas reaccionan maravillosamente bien ante el ayuno, lo cual nos demuestra una vez más que a veces necesitamos llevar a cabo un *reset* profundo para eliminar antiguos hábitos y crear otros nuevos que nos den la posibilidad de vivir con más armonía.

Nuestro sistema nervioso es una gran red de conectores y nódulos que se encargan de llevar información a través de impulsos eléctricos por todo el organismo. Este sistema es muy sensible y se ve afectado por muchos factores, no solo internos, como la asimilación de alimentación o la acidificación de la sangre, sino también externos, como la contaminación ambiental o nuestra manera de enfocar la vida.

Todos los seres vivos emitimos un campo electromagnético que nos permite comunicarnos entre nosotros y con el resto del universo. Nuestro cuerpo físico o «avatar» es tanto un campo emisor de frecuencias como una antena receptora que capta otras vibraciones, las cuales lo afectan. Hablaré de ellas más adelante.

Consecuentemente, el equilibrio, el bienestar y la salud dependen, como si se tratara de una conexión a Internet, del tipo de señal y de la calidad de su recepción y emisión.

Vivimos rodeados de las ondas electromagnéticas que emiten todos los sistemas eléctricos y tecnológicos que forman parte de nuestra vida diaria: redes *wifi*, electrodomésticos —en especial el microondas—, teléfonos móviles, ordenadores, satélites, etcétera. Aunque no son perceptibles, estas ondas van poco a poco sobrecargando nuestro sistema nervioso, haciéndolo más vulnerable y descontrolado. La sobrecarga de esta energía crispa el sistema y los órganos de una manera tremenda. Es una energía invasiva que afecta a todo el organismo y que, a la larga, puede generar bloqueos. Esto ocurre indiscutiblemente debido a que vivimos de manera inconsciente, sin saber quiénes somos en realidad y desconociendo todas nuestras posibilidades.

Curiosamente, los animales saben dónde se encuentran las corrientes electromagnéticas o los lugares sobrecargados y cómo evitarlos. Sin embargo, los humanos estamos tan poco acostumbrados a escuchar nuestro cuerpo que no percibimos las señales que nos indican que está cansado o que hay algo que no funciona. Hacemos caso omiso a la intuición que nos avisa cuando estas corrientes invaden nuestro espacio vital y arrastran nuestra energía. La invasión de las telecomunicaciones hace que sea casi imposible encontrar un lugar donde no lleguen ondas de radio, de Internet, de móviles, etcétera. Sofisticados satélites orbitan constantemente alrededor de la Tierra, emitiendo señales veinticuatro horas al día, los siete días de la semana. El campo que generan se encuentra encima de nosotros y crea una pantalla electromagnética que evita que nuestra energía fluya libremente. Si somos generadores electromagnéticos, también emitimos un campo energético y vibratorio propio, por lo que ante esta situación de interferencia constante podemos llegar a sobrecargarnos y a sufrir enfermedades cuando esta energía se bloquea.

Entendiendo que todo esto es así y que hemos creado esta *matrix* que nos contiene, tenemos la posibilidad de convivir con ella desde la conciencia de que no existe un rincón sobre la Tierra libre de radiaciones y donde el hombre no haya llegado. Tenemos que empezar a creer realmente en quienes somos y a dar órdenes a nuestro sistema nervioso, que está capacitado para cambiar las frecuencias que constantemente nos alteran. Solo tenemos que reconocerlas para poder transformarlas. Esto es vivir con conciencia las veinticuatro horas; debemos conectar con nuestra parte más sensible e intuitiva y hacerlo posible.

El cansancio crónico

El estrés ambiental nos perjudica a todos los niveles. Lo causa la contaminación del aire —que nos impide respirar el oxígeno que necesitamos—, el ruido del tráfico, la gente, la música, las obras y los aparatos eléctricos, que van minando lentamente la resistencia de nuestros nervios. Si a este estrés le añadimos que estamos más irritables por nuestro estilo de vida lleno de prisas y por el estrés emocional al vivir constantemente con miedo, es posible que tengamos como resultado un estrés anímico que se va haciendo crónico, unos nervios en constante situación de alerta y un cansancio evidente provocado por el intento de contrarrestar todos esos estímulos dañinos para nuestro organismo.

No se puede ser determinista, pero se puede decir que entre las causas del cansancio crónico que padece una gran parte de la población están la alimentación, el estrés ambiental, la acumulación de energía estática y un continuo estado de alerta por parte del organismo; es como si tuviéramos un tigre detrás de nosotros las veinticuatro horas del día.

Nuestro cuerpo está preparado para sostener una situación de estrés durante un corto espacio de tiempo. Veo el tigre, subo a un árbol, con un poco de suerte el tigre no puede alcanzarme y se va en unos veinte minutos, cuando entiende que poco puede hacer. Mientras dura el peligro, la sangre se encuentra en las piernas y en los brazos; estamos preparados para luchar o huir.

El problema es que el estrés nos sumerge en este estado durante todo el día.

Cuando observo la sangre en el microscopio con el test sanguíneo HLBO, puedo ver que si la persona sufre estrés, sus células están apretadas y agolpadas unas con otras. Esto se traduce en un eterno estado de miedo que da lugar a inseguridad, falta de confianza, carencia de oxígeno y deficiente metabolización de los alimentos. Esto origina cansancio, fatiga, etcétera.

Si la alimentación no es de buena calidad, esto es, si en lugar de poner al cuerpo gasolina sin plomo 98, por ejemplo, le ponemos una de un octanaje inferior, necesitaremos más esfuerzo y más calorías para poder procesar estos alimentos y convertirlos en los nutrientes que precisamos. Es decir, si nos hacen falta dos mil calorías diarias para funcionar óptimamente y hacemos una ingesta de dos mil calorías de alimentos de mala calidad, en realidad necesitaremos tres mil. El organismo trabajará a marchas forzadas, al cerebro le faltará energía de calidad, el hígado se sobresaturará de toxinas y la sensación será la de que no podemos con nuestro cuerpo;

experimentaremos un cansancio permanente. Si reacciona-
mos a la desesperada, la solución más rápida que encontra-
remos será atiborrarnos de vitaminas y cafés. ¿Qué conse-
guiremos? Sobrecargar nuestro sistema nervioso, de por sí
ya alterado.

Y me pregunto: ¿por qué seguimos haciéndonos los ignorantes en cuanto a lo que es bueno para nosotros y lo que
no? ¿Por qué fingimos todavía no saber lo que es beneficio-
so para nuestro cuerpo? ¿Por qué seguimos intoxicándolo
conscientemente?

En China, algunos laboratorios inyectan veneno a animales y luego los siguen por el bosque, para saber qué planta
se comen como antídoto. Y es que los animales, aparentemente irracionales, resultan ser más inteligentes que nosotros. Ellos están conectados a su «avatar» desde la matriz que
une a todo ser vivo, y su inteligencia natural es fruto de esta
conexión. Saben si va a llover, si van a atacarlos, si los alimentos están envenenados, si pueden avanzar o no, cuándo
y dónde van a morir o los caminos para efectuar las migraciones, ¡sin necesidad de GPS! Gozan de la inteligencia del
Ser Superior; están conectados conscientemente a la Fuente.

A menudo digo, usando una famosa expresión popular,
que los humanos «estamos en Belén con los pastores». Y es
que hemos olvidado quiénes somos y la conexión existente
entre nuestro «avatar» y el Todo a través de una fuente, a la
cual podéis llamar como queráis (Dios, universo, etc.), que
es y tiene una realidad multidimensional que todo lo conecta, todo lo sabe y todo lo puede. Despertar es conectar nuestro «avatar» de nuevo a la Fuente de forma consciente, la cual
está ahí para todos. Es sencillo; solo tenemos que quererlo.

La libertad se abre ante nosotros cuando dejamos de compararnos y sentimos ese ser único que somos, dejando a un lado los juicios y uniéndonos a esa Fuente como parte del Todo.

Nunca he visto un elefante comparándose con una jirafa. ¿Te imaginas lo que sería ver a un elefante decir que le gustaría tener el cuello de una jirafa o a la jirafa querer tener las orejas del elefante? ¿El elefante es gordo, o es sencillamente un elefante y el chasis de su vehículo es más grande? La naturaleza honra y respeta a sus miembros. Cada uno sabe los límites de su vehículo, de su territorio, lo que necesita para sobrevivir, quién es su enemigo…, y es así como en la naturaleza todo convive en perfecta belleza y armonía. Los animales nacen y viven y no se lo cuestionan porque ya lo saben; están incorporados a la Matriz, o a la Fuente, solo de forma natural. Disfrutan de lo que les ofrece su paraíso y aceptan la muerte como parte del proceso de su existencia.

Si queremos conocer a Dios o a la Fuente, solo tenemos que acercarnos a la naturaleza y observar cómo se expande y vibra esa energía de creación y de destrucción constante que origina esos parajes majestuosos de los que disfrutamos. Asimismo, cuando hacemos un ayuno, la vida empieza a ser mágica y las posibilidades se abren de forma maravillosa y clara.

Exceso de peso

Nuestros órganos también necesitan unas vacaciones, pues el hecho de estar todo el tiempo comiendo e intentando digerir alimentos produce un estrés fisiológico que crea adicción, por la demanda continua de azúcares de rápida absorción.

El ayuno le da al sistema digestivo unas merecidas vacaciones para que pueda verter metabolitos en el torrente sanguíneo, degradar grasas y utilizar las reservas, que normalmente son contenedores de tóxicos. Muchas veces estas toxinas se acumulan en forma de abscesos, forúnculos, granos, etcétera. Con el ayuno es obvio que se eliminan kilos de más; esos kilos constituyen un peso corporal que diariamente va desgastando articulaciones, ligamentos, etcétera, puesto que el organismo tiene que realizar un trabajo extra.

Además, el peso degrada un cuerpo físico que lucha por sobrellevar un sistema operativo sobrecargado. La grasa más dañina, como he dicho, es la que no se ve, la que está situada en las arterias coronarias, sobre las glándulas suprarrenales, etcétera, y constituye puro estrés fisiológico.

En una ocasión, en una clase de medicina china, fuimos a presenciar unas autopsias y quedé horrorizada cuando vi lo que la grasa y el azúcar le hacían al cuerpo: órganos como los riñones quedaban convertidos en un puñado de grasa y ya no podían filtrar... Decimos «muerte por insuficiencia renal» cuando se trata de muerte por distintos problemas metabólicos, debidos a la mala información y praxis sobre lo que es conveniente o no comer.

Incluso pueden verse, en los cuerpos a los que se les hace la autopsia, abscesos, nódulos, fibromas, quistes, etcétera, que ni siquiera habían sido diagnosticados. El cuerpo los tiene encapsulados esperando un ayuno para poder deshacerse de la mayoría de ellos. Los granos están mejor fuera que dentro, pues dentro se convierten en lo peor que puedas imaginarte; entre otras cosas, dan lugar a procesos degenerativos.

El ayuno es la ITV de la salud; mientras se realiza, el propio organismo aprovecha para supervisar que todo funcione correctamente. Otra analogía es que, cuando ayunamos, la fábrica de producción del cuerpo se detiene, y este realiza un inventario de todo aquello que tiene y de todo aquello que le sobra. Y es que no puede existir un constante aporte de nutrientes si no gastamos lo que tenemos acumulado, a no ser que queramos adquirir sobrepeso.

Está claro que cada individuo tiene una estructura diferente, como cada tipo de animal tiene la suya. Es necesario que sepas cuál es tu peso ideal para que puedas mantener tu estructura sin ningún tipo de sufrimiento, comiendo de una forma saludable.

Partimos también de que cada kilo de grasa guarda la memoria de un momento difícil de tu vida. Para no hacerte daño ni torturarte con ello, el organismo encapsula dicha memoria en forma de grasa para protegerse. Así va construyendo un cuerpo cada vez más grueso, para encerrar su vulnerabilidad. Vamos guardando información en forma de grasa, lo cual da lugar, con el tiempo, a la enfermedad.

Hemos de tener claro que, de una manera u otra, hay que liberar toda la información que contenemos, pues no nos pertenece. Es como si fuéramos a una biblioteca para llevarnos libros a casa una y otra vez y nunca los devolviésemos.

El hecho de que seamos seres humanos hace que tengamos el don de la comunicación a través del habla, pero nadie nos ha enseñado inteligencia emocional. Nos cuesta expresar lo que sentimos y hacerlo de una forma amable y afectuosa para sacar todo lo que llevamos dentro sin agredir el espacio del otro.

Todos nacemos en este mundo para participar en su evolución con nuestras diferentes maneras de pensar y vibrar, que muestran la maravilla de lo que somos de forma creativa en el día a día. Debemos expresar aquello que somos a través de la vibración que representamos y compartirlo con todos, pues esto fue lo que dio lugar al nacimiento de las comunidades humanas. Cada uno aportaba la belleza de lo que era a través de lo que hacía para el bien y el beneficio de todos. Aunque más que de aportar beneficios se trataba de compartir, incondicionalmente.

Todo es energía, y tras morir nuestra energía pasará a experimentar otro estado del ser. Es inútil que malgastemos nuestra vida comparándonos con los demás, pues con el tiempo experimentaremos los distintos estados del ser que nos correspondan. Así pues, disfrutemos ahora de cómo somos y de cómo funcionamos. La energía que somos obedece a un programa de existencia, como toda forma de vida perteneciente a esa Fuente que todo lo conecta. Visto así, ¿no es maravillosa la vida tal cual es, una vez que la comprendemos desde el ser y no desde una mente humana infectada por mil frecuencias energéticas que alteran la visión de lo verdadero?

Cuando adoptas la perspectiva adecuada de la vida, empiezas a intuir quién eres, y entonces entiendes tu peso físico y la acumulación de grasa; sabes de dónde nacen tus ansiedades y a qué corresponden. El ayuno puede facilitarnos esta comprensión. En cuanto a la pérdida de peso, para mí sería un efecto secundario, no el objetivo del ayuno en sí.

Hoy en día se tiene un gran conocimiento del funcionamiento del metabolismo. Se sabe que las células grasas que se forman durante los primeros años de vida son las que después propiciarán el tamaño del «chasis» del individuo. Pero lo realmente importante es entender por qué se han formado: en múltiples ocasiones estas células guardan información de cuando esas personas se han sentido agredidas verbal o físicamente. El «tú no vales», «no sabes», «eres tonta», «eres fea», «eres diferente», «inútil», «imbécil» o «mal estudiante» son muchas de las creencias que, si no te las inculcaron tus padres, tus hermanos o tus amigos, te adjudicaste tú mismo al compararte con otros.

Así es la vida, pero podemos aportar claridad a esa oscuridad que guarda el cuerpo en forma de grasa y permitir que sea liberada. Así comprendemos quiénes somos y ponemos la mente al servicio del corazón, sin juicios. Cada vez que te juzgas a ti mismo o juzgas a los demás, se rompe la coherencia de tu ser, pues se va separando de ti algo que debe funcionar como una unidad.

Imagínate que no pudieses respirar durante unos segundos. Evitarías que la vida, la energía o la Fuente entraran en ti. Si esta situación durara algún tiempo más, acabarías por romper la vida, pues te separarías de ella, como mínimo de la forma física que representabas hasta ahora. Pues eso es lo que ocurre cuando juzgas: te vas muriendo poco a poco, porque separas partes de ti que no aceptas.

Todo esto lo desarrollo de esta forma porque a muchos les sorprende la rápida pérdida de peso que experimentan algunas personas que practican el ayuno. La gente me pregunta: «Esta dieta [que no lo es] ¿tiene efecto yoyó?». Y les respondo: «Si tiene o no efecto *tutú* depende de ti. ¿Vas a seguir por el mismo camino y crear más de lo mismo o, por el contrario, vas a empezar a ver quién eres realmente y entender de otro modo esa información que tienes desvirtuada de ti mismo?». Ya eres; todo lo que ocurre es que no lo estás viendo.

Desvinculación total respecto de nuestro cuerpo

La vida excesivamente material y caprichosa que llevamos nos ha llevado a estar muy desarmonizados con nuestro cuerpo físico. La densidad con la que muchos vivimos el día a día nos afecta y dejamos de creer en nosotros mismos y en las señales que nos envía nuestro «avatar».

El cuerpo al principio susurra y después va subiendo el volumen, hasta gritar a la desesperada. Y es que tiramos de él más de lo que debemos, siendo ignorantes, además, de cómo funciona. Es como si solo nuestro médico fuera el responsable de saberlo. Esto es como utilizar tu coche cada día y no tener ni idea, como mínimo, de cambiarle una rueda.

Me pregunto cómo podemos convivir con el cuerpo durante todo el día sin saber de qué se compone y sin pararnos ni cinco minutos a escanearlo mentalmente para comprobar si todo está bien.

Soy formadora de una enseñanza Zen que me mostró un maestro de vida maravilloso hace mucho tiempo y que dio respuesta a todas mis dudas existenciales. A raíz de sus enseñanzas, siempre les digo a mis alumnos-maestros: «Si no tenéis cinco minutos al día para meteros dentro de vuestro cuerpo físico, estáis muertos, pues vivís de una forma inconsciente». Necesitamos entrar conscientemente en nuestro interior, respirando desde la Fuente, y dedicar cinco minutos a nuestro físico y nuestra mente, permaneciendo en el momento presente, en el aquí y ahora.

No es mucho, pero a veces parece una misión imposible, porque estamos exclusivamente proyectados al exterior. Es como si nuestro campo magnético, que es el conductor del vehículo, fuera por delante de este, dejándolo vacío. Y un cuerpo vacío es como un castillo sin soldados o como una casa abandonada: un espacio propicio para ser habitado por todo tipo de «okupas». Cuando estos entran, alteran el sistema original del vehículo y crean un sistema más débil; le aportan otro tipo de información, en forma de virus, parásitos, bacterias, hongos u otras formas de energía que llenan cualquier vacío, por afinidad o por la ley de la compensación. El sistema nervioso, debilitado por los distintos elementos que habitan el cuerpo, se altera y genera un nerviosismo propio de una sociedad enferma que está a la que salta. De esta forma entra en desazón y se llena de cualquier cosa a cualquier precio: comida basura y otros tipos de vicios materiales, que jamás llegan a llenar el cuerpo como lo llenan la presencia y la luz propias del conductor original. El sistema cae en el caos y enferma para así dar la oportunidad a que regrese quien debe ocuparlo, la esencia del ser.

Cuando vuelves al vehículo, hay que ver qué nivel de conciencia tienes para poder gestionar toda la información. Si no eres capaz de hacerlo, la información acabará con tu sistema operativo y serás incapaz de reconocerlo, por lo que acabarás pereciendo.

¡Ya ves lo importante que es ocupar tu cuerpo con entereza y conocerte a ti mismo, poder identificar quién eres de verdad! Esto es la base de la vida. Y no se trata de hacer un retiro de vez en cuando, que también es útil, sino de darte un descanso de cinco minutos una vez al día para reconocerte y no identificarte con todos los datos almacenados y recogidos de fuera que no te pertenecen.

Eres energía, pues eres infinito e inagotable. Lo puedes todo. No eres nada de lo que existe a tu alrededor, ni siquiera nada de lo que piensas como individuo. Busca partiendo de que eres un observador de la vida y saca todo juicio de ti. Contempla la realidad como formando parte de ella, sin ser ella.

Eres ese «avatar» que se alimenta de la Fuente, ese árbol de la vida que lo conecta todo y hace que la posibilidad sea infinita, que no ilimitada, pues esa palabra parte de la limitación.

Siente tu cuerpo sin juzgarlo y pon la mano sobre ese lugar que te incomoda; experiméntalo, vívelo. Te darás cuenta de que de pronto desapareces. No existe tu mano; se fusiona con el cuerpo. Comprenderás la Fuente desde el corazón y no desde una mente que busca el reconocimiento.

En ello estamos todos. Ten paciencia contigo mismo, como decía mi querido maestro.

Sonríe, respira sonriendo y disfruta mientras sientes, sin juicios ni prejuicios.

Conéctate a la vida de forma real, con el Original. Es aquel que está, que siempre estuvo y que siempre estará, el que no tiene miedo en ese estado porque el Todo lo acoge y se siente protegido por esa Matriz que le permite entender quién es. Eres una célula más que respira el Todo, cuya malla crea cualquier tipo de posibilidad. Dejas de ser una mente individual para ser una mente colectiva; te mueve lo mismo que le mueve en el fondo a todo el mundo. Y este movimiento no pasa por la mente, sino por el ser. La mente piensa en la individualidad del ser y en su propio beneficio. El corazón se mueve por la comprensión de la unidad estimulada por el despertar del ser, por la oportunidad de la consciencia de existir para elevar, como *unimente*, la frecuencia desde la unión de los hermanos en el no juicio.

Vive con la sonrisa puesta. Cuando dejas de sonreír, estás juzgando. ¡Esa será la señal! La arruga es bella.

Siéntete como un niño excitado por descubrir, como cuando viajas, cuando te enamoras, cuando abrazas a la gente que quieres, cuando tu madre te amamantaba. La sonrisa es indicadora de la alegría de haber tenido y de tener la oportunidad de vivir. Es tu lugar o tu momento de poder. En la medicina china, la sonrisa o la alegría son la emoción del corazón. Es tiempo de sentir aquello que somos y de abanderar nuestra casa. ¡Nuestra unión es desde ahí! Desde ahí la enfermedad, el caos y el sufrimiento dejan de existir; se transforman.

Hay que abordar el ayuno desde esa alegría y desde la responsabilidad que tiene tu adulto de cobijar a tu niño. Así se disfruta sin sufrimiento, con acogimiento y con amor hacia uno mismo por nuestra propia capacidad, como seres infinitos, de poder con todo. El ayuno así vivido reafirma tu autoestima y todas tus posibilidades. Tu mente graba lo siguiente: «Si soy capaz de dejar de comer y no morir, puedo hacer todo aquello que necesite, por medio de reconocer aquello que soy».

Indolencia mental

Apenas conocemos un diez por ciento de la mente, pero sabemos que es muy poderosa; graba en el sistema operativo todos aquellos datos que recoge del entorno y actúa de acuerdo con dicha información.

Esto significa que operamos desde una enorme cantidad de programas que hemos ido sumando a lo largo de nuestras experiencias y que hemos hecho nuestros desde el momento en que nacimos. Sin embargo, no solo hemos acumulado lo que nos afecta a nosotros sino también lo que afecta a los demás, pues sus sistemas operativos de alguna forma se comunican con los nuestros. De modo que todos hemos grabado muchísimos momentos que ahora forman parte de nosotros y de nuestro aprendizaje. Esto no es bueno ni malo, sino necesario.

Dependiendo de cómo se hayan vivido esos momentos, muchas de las grabaciones se transforman en secuencias genéticas que dan lugar a distintas enfermedades. Ello es fruto de nuestra identificación con dichos registros.

La pregunta es: ¿cuánto quieres *reiniciar*? ¿Cuánto de todo lo vivido desearías sacar de ti mismo? Eres un disco duro que contiene millones de *terabytes* de información, registrados a lo largo no de una vida, ni de dos, sino de miles de vidas anteriores. Tus genes tienen grabada información desde la prehistoria...

Es interesante y apasionante indagar con la mente todo esto si es lo que nos apetece, pero si partimos de la inteligencia del corazón puesta al servicio de la vida, que no se acoge a juicios mentales, nos damos cuenta de que está bien integrar, aceptar, perdonar y olvidarlo todo en ese espacio del diez por ciento y seguir caminando, entendiendo que eso forma parte de lo que nuestro ser ha venido a experimentar.

Fijémonos en esos árboles enormes que presencian la vida desde hace por lo menos un milenio. Contienen la información dentro de sus anillos y la honran con su majestuosidad y su porte. ¿Cuántos anillos contendrán información de destrucción, de enfermedad, de heridas? Sin embargo, eso les da la fuerza y la presencia maravillosa de lo que son y representan. Esos árboles integran, son y están en su ser, y nos permiten disfrutar de él.

¿Cuántos lunares tengo en el cuerpo, con la suma de tantas y tantas vidas? ¿Cómo sanarlos?

Ante todo, tengo que honrar, respetar y amar el duro trabajo que he llevado a cabo en esas vidas. Para borrar esa información tengo que ser, aceptar, perdonarme, perdonar y olvidar. Amar. Y avanzar siendo lo que soy, pues ninguna de toda esa información soy yo. Es una parte de lo que imaginé o de lo que pensé ser; no de lo que soy. Tengo archivada toda esa información en el disco duro de mi cuerpo mental, no en el del cuerpo real, el original.

El poder de la mente, y así pues también el de la imaginación de todo lo que es posible, está limitado por los juicios de la misma mente. Por un momento, vuelve la mirada a tu pecho y siente el corazón. Con este solo gesto, la mente se inclina al servicio del corazón. En él se alberga la verdad de lo que realmente eres: energía contemplativa, alegre, confiada, amorosa... Ahí tienes toda la fuerza infinita del amor que todo lo puede, que todo lo sana, que une para siempre y que jamás deja de ser. Si lo escuchas, percibirás al ser que ya eres.

Ahí está tu fuerza para el ayuno. Si subes tu vibración desde el corazón y lo vives, como ya he dicho, desde la alegría y la responsabilidad, podrás aquietar tu mente, que tiene miedo y se siente inquieta, llena de preguntas y vacía de respuestas. Descolocar la mente supone rejuvenecer, y he aquí otro regalo del ayuno.

Las enfermedades inflamatorias

Un cuerpo inflamado indica que presenta un estrés añadido, pues está en alerta por algún tipo de intoxicación y responde así para salvarse de ella y diluir las sustancias tóxicas. Es la antesala de un proceso degenerativo, pues cuando hay una inflamación sostenida en el tiempo al final los mecanismos desinflamatorios fallan y acaba teniendo lugar una degeneración de la zona por un exceso de acidificación.

Parece ser que muchos metabolismos son muy sensibles a las vacunas, que les producen inflamación. Tiene lugar una hiperpermeabilidad en las células, que las hace vulnerables a cualquier ataque externo.

El test HLBO nos muestra que la mayoría de los cuerpos se encuentran inflamados. Esto nos hace pensar en los mecanismos de defensa que adoptamos continuamente ante cualquier agresión externa. Dichas agresiones son de distintos tipos; pueden deberse a una mala alimentación, a emociones negativas mal vividas, a microorganismos operando en la zona, etcétera.

Para poder restaurar el sistema, el ayuno provocará que la inflamación se reabsorba. Ello formará parte del programa de limpieza que se habrá activado.

No hay que creerlo ni que dejar de creerlo; se trata de experimentarlo. Siempre pregunto a mis pacientes qué grado de implicación tienen para curarse por encima de toda posibilidad, y a veces es mucho menor de lo que parece. También, a veces, dejan su curación a medias, cuando ven que gran parte de la sintomatología ha desaparecido y ya no existe la urgencia inicial.

ESTUDIOS CIENTÍFICOS
ACERCA DEL AYUNO

La esperanza de vida ha crecido en los países occidentales, pero desgraciadamente la enfermedad existe desde que empezó la civilización. Hoy día abundan la diabetes, la hipertensión, la obesidad, el cáncer... Para combatirlos, el consumo de medicamentos ha crecido a la par que la esperanza de vida. Pero muchas personas son conscientes de que tienen efectos secundarios nocivos para el cuerpo físico y buscan alternativas. La confianza en la antigua medicina higienista está regresando. Muchos manifiestan que el uso continuo de tratamientos químicos los está destrozando; no encuentran la curación absoluta de su estado, que se vuelve crónico. Con solo oír que padecen ciertas afecciones, el miedo acaba con la vida de muchas personas.

El ayuno es un método del que dispone la medicina natural desde tiempos ancestrales para tratar a los enfermos (y no a la enfermedad, que es lo que hace la medicina alopática). Las religiones han propugnado este método, tan ajeno a la ciencia de la química.

Hace aproximadamente medio siglo, se llevaron a cabo investigaciones en Rusia, Alemania y Estados Unidos en relación con el ayuno. El objetivo era averiguar su efecto a nivel hormonal, cómo gestiona el cuerpo la restricción calórica, el mecanismo de actuación del ayuno, las patologías para las que es eficaz... Obtuvieron resultados realmente sorprendentes en el tratamiento de las enfermedades. Estos estudios abrieron perspectivas infinitas; ofrecieron esperanzas para la curación.

ESTUDIOS EN RUSIA

En la planicie siberiana, hará unos quince años aproximadamente, el ayuno formó parte de los estudios de salud pública llevados a cabo con personas enfermas a lo largo de cuarenta años. Estos estudios dieron lugar a un riguroso método de trabajo.

En el sanatorio de Goriachinsk, ubicado cerca de las aguas termales del lago Baikal, se practican ayunos como método de tratamiento oficial desde 1995. Allí se reciben enfermos que han estado hospitalizados y han pasado por los mejores exámenes clínicos, sin que nada haya podido ayudarlos, y utilizan el ayuno como método coadyuvante en el tratamiento de innumerables enfermedades, incluidas las degenerativas y de tipo inflamatorio. El tiempo de duración del ayuno varía en función de la persona y de su estado.

El primer paso consiste en dar confianza al paciente y hacerle entender que debe implicarse totalmente en el proceso.

El tratamiento consiste en tomar solamente agua, como mínimo durante diez o doce días; después, se va saliendo del ayuno a lo largo de una semana. Según el nivel de gravedad o cronicidad de la enfermedad, el ayuno puede durar más días.

Al principio los pacientes tienen miedo de verse privados de los alimentos, pues no podemos olvidar que muchos de ellos son también una droga para el cuerpo y la mente.

La atención médica es constante, y bajo esta supervisión es posible ir retirando determinados fármacos. Está claro que algunos pacientes no pueden lanzarse solos al ayuno, pues necesitan ser monitorizados continuamente.

La sensación de hambre pasa después de los dos o tres primeros días, durante los cuales se registran en algunos casos crisis de acidosis, debilidad, náuseas o migrañas, o se agudiza la gota. Todo esto es normal; se debe al cambio radical de hábitos en tan corto espacio de tiempo y a la manifestación de los tóxicos, que son seguidamente eliminados. El nivel de ácidos en la orina es mayor y a veces en esos primeros momentos, dependiendo de la enfermedad, los síntomas se agravan, pero por poco tiempo. La llegada de esta crisis, que no dura más de uno o dos días, es indicativa de que está teniendo lugar el proceso de curación.

Por otra parte, el organismo tiene que recordar cómo vivir de sus reservas, que están en forma de glucosa, lípidos y proteínas. La más importante es la glucosa, pues el cerebro no puede subsistir sin ella.

Los médicos rusos se dieron cuenta de que en menos de veinticuatro horas la glucosa se agota, pero el organismo se organiza para buscarla a partir de las proteínas de los músculos, de los lípidos y de las grasas para crear sustitutos.

Este nuevo carburante es llamado corsetónico, y alimenta al cerebro. Toda esta transformación tiene lugar en el hígado.

Después de la crisis, el cuerpo encuentra un nuevo equilibrio y es sometido a saunas, limpieza de intestinos, masajes e hidromasajes, además de que el paciente debe hacer de dos a tres horas de ejercicio al día, todo ello con el fin de estimular los órganos de eliminación de los desechos metabólicos.

Curiosamente, el cuerpo no sigue siempre el mismo ritmo cuando se adapta al ayuno. Todos los pacientes coinciden en que la mente les hace creer en falsas necesidades, pero cuando esta hambre psicológica es eliminada, se instala en ellos cierta euforia: experimentan una sensación de liberación respecto de su mente, de fortaleza física, con lo cual entienden que son capaces de todo lo que se propongan.

En este sanatorio, y a lo largo de quince años, han seguido la cura de ayuno pacientes con diabetes, hipertensión, asma, reuma, alergias, etcétera. Más de dos tercios vieron desaparecer sus síntomas con uno o dos ayunos.

Hace más de sesenta años, los investigadores rusos se retiraban a laboratorios alejados de Occidente para realizar sus estudios. Los médicos de la época se oponían al ayuno porque no entendían su esencia, pues pensaban que no comer era una desgracia. Y es que hay que abrir la mente para ver su poder curativo. Pero he aquí que en esos tiempos, en Moscú, en el hospital Korsakov, un paciente se negó a comer. El psiquiatra, el doctor Nicolayev, decidió permitir que ese enfermo siguiera su instinto y no le forzó a comer. A partir del quinto día, su negatividad se redujo y a partir del décimo, empezó a andar, aunque todavía guardaba silencio. Al decimoquinto día tomó un zumo de manzana y empezó a pasearse y a tener vida social. ¡Finalmente, ese enfermo psiquiátrico se restableció completamente por medio del ayuno!

Ante la eficacia milagrosa de esa práctica, Nicolayev comenzó a usarla con los otros pacientes; experimentó con ella y la desarrolló con tanto éxito que su lista de pacientes fue en aumento. Trató esquizofrenias, depresiones, fobias y síndromes obsesivos con ayunos que se prolongaban, de media, entre veinticinco y treinta días. ¡En algunos casos duraron hasta cuarenta días!

El doctor llevó a cabo exámenes fisiológicos y bioquímicos, así como trazos de encefalogramas, antes y después de los ayunos y constató la mejoría de los enfermos. Afirmó que no solo mejoraban mentalmente, sino que todo su organismo se veía también afectado positivamente.

El doctor Gorvich trabajó dieciocho años en el equipo de investigación y afirmó que, tras el ayuno, la primera semana de regreso a la alimentación tenía un efecto estimulante y la segunda, un efecto antidepresivo y sedante, calmante, después de las crisis de acidosis.

Nicolayev trató a ocho mil pacientes, y un sesenta por ciento evidenciaron claros progresos. Seis años más tarde, el cuarenta y siete por ciento permanecían socialmente integrados; y no solo se mantenían bien desde el punto de vista psicológico, sino que además sus enfermedades físicas habían desaparecido (hipertensión, poliartritis, asma, eccemas...).

Nicolayev hizo un llamamiento al Ministerio de Salud para que verificara sus resultados. En 1973 procedieron a ocuparse de ello varios profesionales reconocidos, como los doctores Kokosov y Maximov, médicos militares que tenían órdenes de comprobar la eficacia del tratamiento y las razones de dicha eficacia. Estudiaron, en los pacientes, las secreciones del estómago, del hígado y del páncreas, así como los intestinos, las bacterias, el sistema inmunitario, los cambios en la presencia de vitaminas y minerales... También comprobaron las repercusiones del tratamiento en patologías pulmonares, cardiovasculares, intestinales, endocrinas, digestivas, articulares, óseas y cutáneas, así como si había contraindicaciones.

El trabajo concluyó que miles de pacientes confirmaban los resultados presentados por el doctor Nicolayev. Una de las conclusiones fue que el ayuno provoca un estado de estrés biológico positivo, que estimula el mecanismo de autorregulación del cuerpo, el cual normalmente permanece en un estado pasivo a causa de nuestra forma de vida.

Este tipo de estrés positivo es una respuesta adaptativa a cambios del entorno, en este caso la privación del alimento: el organismo se pone en alerta, lo que da lugar a una alteración hormonal y neuroendocrina. Las hormonas movilizan las reservas corporales y algunas tienen un efecto antiinflamatorio. Para los médicos rusos son estas las que producen los efectos terapéuticos y la mejora de muchos parámetros sanguíneos, como la glucemia, el colesterol, los triglicéridos o la insulina. Paralelamente, el gasto de energía disminuye poco a poco. La respiración, el ritmo cardíaco, la presión arterial..., todo ello se ralentiza, así como el sistema digestivo, que entra en reposo.

El ayuno tendría por tanto la capacidad de estimular las fuerzas curativas del organismo. Ahora bien, ¿cómo mediríamos esa capacidad?

El profesor Osimin, especialista en asma bronquial, es un neumólogo alumno de Kokosov que ha hecho ayunar a más de diez mil pacientes asmáticos. En cuarenta años de práctica no ha tenido ningún incidente. Ha podido observar la evolución de las células de la mucosa del pulmón. La presencia de la histamina en estos pacientes provoca hipersecreción y espasmos bronquiales. Después de doce días de ayuno, desaparece tanto la secreción (la materia que provoca los edemas y las inflamaciones) como los espasmos. Osimin confiesa que no existe nada mejor. Ha tenido la ocasión de observar otros cambios generales y en órganos concretos.

Según la medicina convencional, el asma es incurable; solo cabe la posibilidad de aplicar tratamientos que lo alivien temporalmente. Sin embargo, Osimin observó a mil pacientes a lo largo de siete años, y el cincuenta por ciento de los que adoptaron buenos hábitos alimenticios dejaron de tener crisis. Algunos de ellos necesitaron más de una cura.

Así pues, se ha comprobado médicamente que el ayuno funciona. Todos los datos relativos a este tratamiento fueron reunidos y presentados ante el Ministerio de Salud ruso para que fuera reconocido, aunque son innumerables las enfermedades estudiadas cuyos datos quedan en la sombra.

Estudios en Alemania

El ayuno está en boga en Alemania. En este país, del quince al veinte por ciento de la población admite haber ayunado.

El centro más antiguo de ayuno está situado junto al lago Constanza y fue creado hace cerca de sesenta años. Allí el trabajo se realiza en grupo. Se trata de la clínica Buchinger, donde más de dos mil personas al año van a tratarse mayoritariamente enfermedades crónicas, o bien a prevenirlas; también acuden para combatir factores de riesgo como la hipertensión, la diabetes, la obesidad o enfermedades cardiovasculares. Los valores clínicos de esas personas evidencian que son bombas de relojería que pueden estallar en cualquier momento. En esa clínica ponen sus contadores de nuevo a cero y se dan otra oportunidad.

Normalmente allí se sirve dos veces al día una sopa ligera o un zumo de naranja, para que resulte más fácil sobrellevar las crisis de acidosis típicas de los primeros días y la experiencia sea más llevadera.

Otto Buchinger, creador del centro, fue un médico militar al que le diagnosticaron un reumatismo articular agudo que le condenó a la silla de ruedas en 1918. Se curó con dos ayunos consecutivos, y esto le llevó a estudiar las posibilidades terapéuticas del ayuno y a crear un lugar de referencia al respecto en Alemania. Allí las curas duran entre una y tres semanas. Se le da tiempo al cuerpo para que busque sus propios recursos de sanación y, bajo el consejo de los médicos, se reducen los fármacos, los cuales pueden provocar insuficiencias orgánicas en cadena. Su directora actual, la doctora Françoise, habla del extraordinario mercado erigido sobre las enfermedades, sobre todo las crónicas, que dan lugar a un gran consumo de medicamentos y a la práctica de innumerables intervenciones quirúrgicas.

Reconocer el ayuno sería oponerse a las empresas farmacéuticas, muy interesadas en la enfermedad. Sin embargo, en Alemania las cosas están evolucionando. En un anexo del hospital de la Caridad de Berlín, el centro sanitario público más grande de Europa, una planta del edificio está reservada a pacientes sometidos a un régimen de ayuno. Otra decena de hospitales públicos hacen lo mismo. La práctica del ayuno va tomando su lugar dentro de la medicina oficial.

En el hospital de la Caridad mencionado, el profesor Michalson ha dirigido varios estudios científicos sobre el ayuno. Lo propone para pacientes con reuma, síndromes metabólicos o problemas cardíacos, y las curas son reembolsadas por la Seguridad Social. Casi quinientos pacientes siguen una cura de ayuno anualmente en este centro. La demanda crece, pero no hay suficiente espacio para todos.

Los alemanes, sin conocimiento previo de los trabajos rusos, también habían medido las modificaciones hormonales que tienen lugar en el cuerpo con el ayuno. Los estudios de Michalson han constatado la presencia, durante esta práctica, de adrenalina, noradrenalina, dopamina, leptina y serotonina, es decir, hormonas que regulan fuertemente el metabolismo y que influyen en el estado de ánimo.

La tasa de serotonina, también llamada la hormona de la felicidad, aumenta con el ayuno. Asimismo, tiene lugar una reducción del dolor y los receptores de insulina adquieren una mayor sensibilidad. Los pacientes se muestran preparados para adoptar una vida más sana y por ello son proclives a obtener una mejoría de su salud en general.

En estos momentos no existe ningún tipo de medicamento que pueda aportar lo mismo que el ayuno. Y, si existiera, la industria farmacéutica se habría apoderado él, como afirma el doctor Michalson. Casi todo el mundo encuentra interesante el ayuno, excepto unos cuantos detractores y escépticos que, sin haber probado sus efectos, sin conocerlo y sin haberle dedicado ninguna atención, se atreven a juzgarlo. Estas personas no saben decir más que «el ayuno es peligroso», cuando la ingestión de seis pastillas de Gelocatil puede suponer la muerte... Michalson propone realizar estudios sobre el reumatismo, la artritis reumática, la diabetes y la hipertensión con el fin de obtener la suficiente documentación que demuestre que el ayuno tiene su lugar dentro del arsenal terapéutico, al mismo nivel que las medicinas alopáticas.

Estudios en animales

También se ha estudiado el efecto del ayuno en los animales. Por ejemplo, en el continente antártico los pingüinos lo practican desde que se encuentran con su colonia en los bancos de hielo. El macho, mientras incuba el huevo, puede pasarse cuatro meses en ayunas, como averiguó Yvon le Maho. Este investigador considera que el pingüino es un «ayunador profesional» cuyos mecanismos se desconocen. Esta singular ave estudia hasta dónde puede llegar a la hora de consumir sus propias proteínas, para saber cuál es el límite de su ayuno y evitar perecer. Los estudios son fascinantes, pues muestran que en la primera parte del ayuno el pingüino consume el cuatro por ciento de proteínas y el noventa y seis por ciento de lípidos, adaptándose perfectamente y economizando las proteínas hasta durante cien días. Las ratas hacen lo mismo. Se trata de un mecanismo de adaptación modelado por la evolución desde que los seres vivos existen sobre la Tierra. Así pues, el ayuno no es peligroso, mientras no sobrepasemos unos límites definidos.

Genética y cáncer

Un individuo de un metro setenta de estatura con un peso de setenta kilos posee unos quince kilos de reservas de grasa, con las que aguantaría, si su salud es buena, cuarenta días sin comer.

Esto define el ayuno como algo normal dentro de la supervivencia del ser humano. Lo que no es normal es tener la nevera llena y comer a todas horas. El cuerpo encuentra más dificultades cuando no ayuna; nuestro patrimonio genético está más adaptado a ayunar que a comer como hoy día lo hacemos. Podemos soportar mejor y de manera más natural la carencia que el exceso; este último puede llevarnos fácilmente a la enfermedad.

La capacidad de ayunar forma parte de nuestra evolución. Esta capacidad debería observarse en el código genético, pues nuestra herencia está allí.

Valter Longo es un investigador genético que trabaja en un laboratorio de Los Ángeles. Es especialista en gerontología (la ciencia del envejecimiento). Su objetivo es retrasar la aparición de las enfermedades crónicas que se manifiestan con la edad.

Los investigadores han demostrado que reducir la alimentación de un animal durante un período largo de tiempo le permite vivir más y con mejor salud. Valter realiza sus estudios basándose en ello, pues intuye que el ayuno podría proteger al organismo contra toda suerte de tóxicos.

Uno de sus experimentos lo llevó a cabo con uno de los tratamientos más tóxicos que pueda haber, la quimioterapia, en la que se utiliza un veneno destinado a destruir el cáncer.

Tomó varios ratones con cáncer y los separó en dos grupos, uno con una alimentación normal y otro que fue sometido a cuarenta y ocho horas de ayuno. En primera instancia podemos imaginar que privar a alguien de alimento lo puede debilitar... Pues bien, Valter inyectó a los ratones fuertes dosis de un fármaco empleado en quimioterapia (Adriamyc), de dos a tres veces superiores a las permitidas para los seres humanos. Los efectos secundarios deberían haber sido devastadores, pero el resultado fue que todos los ratones que ayunaron sobrevivieron, y no solo eso: su pelo resplandecía y sus funciones cognitivas permanecían intactas. En cambio, los que comieron de un modo normal murieron. Los resultados fueron publicados en varias revistas científicas con títulos como «El ayuno protegería de los efectos secundarios de la quimioterapia».

El hospital del cáncer de Los Ángeles se tomó en serio estos descubrimientos. La doctora Tanya Dorff supervisa el caso en humanos buscando así nuevas estrategias contra el cáncer que no sean tan destructivas para el cuerpo, pues los tratamientos que se emplean actualmente atacan todo lo que crece y destruyen de manera indiscriminada. Dorff piensa que lo inteligente es tratar de proteger el organismo y optimizar el daño infligido al cáncer. Las primeras pruebas se están llevando a cabo en grupos controlados y durante poco tiempo por prudencia, ya que el ayuno contraviene las recomendaciones oficiales de incrementar la ingesta de proteínas y de calorías antes de cada sesión de quimioterapia. En este estudio el ayuno no sustituye a los medicamentos; incluso se podría aumentar la dosis de quimioterapia. Existe el testimonio de una persona que no esperó a los ensayos clínicos, debido a que estos pueden durar hasta diez años. Después de leer el artículo mencionado, ayunó durante cinco días con el fin de preparar su cuerpo para la primera sesión de quimioterapia. El cansancio, la debilidad, las náuseas y las migrañas casi no se produjeron y sus neuronas quedaron casi intactas. En las siguientes sesiones no ayunó y estos síntomas empeoraron.

Cada vez se ve más claramente que el mecanismo del ayuno protege las células sanas. Esto nos lleva a la pregunta de si el ayuno provoca un cambio en la expresión de los genes.

La respuesta nos remite de nuevo a Longo, quien seleccionó células del hígado, del corazón y de los músculos y desplegó sus filamentos de ADN. Al principio estos dirigían la expresión de las células de forma normal, pero después de dos días de ayuno constató un cambio radical. Algunos genes se mostraban sobreestimulados, mientras que otros mitigaban mucho su actividad. Estaba claro que cambiaban, con esta nueva información, la función de las células, que se ponían en modo de protección. Se constataba una gran alteración muy rápida, como si esta capacidad proviniera de la activación de una memoria muy antigua. Esto demuestra que las células aprendieron estas lecciones hace millones de años, a lo largo de su evolución.

El mecanismo se activa cuando existe poca glucosa y poco alimento en general, de modo que las células tienen que protegerse lo mejor posible frente a las situaciones extremas. Y la quimioterapia procura una de estas situaciones extremas. Las células se protegen por un reflejo atávico, como en el caso de los pingüinos. Pero lo mejor de todo es que los genes amparan a las células sanas pero no a las cancerosas. Después de dos días de ayuno, los genes de una célula cancerosa se expresan de manera opuesta a los de la célula sana. Las células insanas han sufrido mutaciones genéticas; han perdido la memoria de la evolución y sus mecanismos de protección no se ponen en marcha. Detestan ese ambiente donde hay poco azúcar, pocos factores de crecimiento. Por si fuera poco, se vuelven más sensibles a la quimioterapia. En este contexto, las células cancerosas pueden morir o ralentizar su crecimiento. Por eso el ayuno puede frenarlas, incluso sin el concurso de la quimioterapia. Así pues, el ayuno se revela como una pesadilla para las células cancerosas. En la actualidad, Longo ha desafiado a la industria farmacéutica a que prepare un cóctel de medicamentos cuyos efectos sean más potentes que un simple ayuno.

Sería interesante adoptar otra visión del mundo, una visión en la que el consumo dejara de constituir la totalidad de nuestra economía. Así, la carencia no se viviría como una derrota. De esta forma, como decía el hijo del doctor Nicolayev, estaríamos preparados para darles la vuelta a nuestros pensamientos. Desde la caída del antiguo régimen soviético, la práctica del ayuno se ha vuelto muy valiosa en ese país: los recursos son escasos, el equilibrio ecológico es frágil y economizar se ha vuelto necesario, y no solo en Rusia. Hoy día, la abstinencia se debe celebrar. El ministro de Salud ruso, defensor del ayuno, apoya esta práctica en la actualidad.

Vale la pena cuestionarse acerca de las dificultades que presentan nuestros modelos de salud a la hora de dar solución a muchas enfermedades. La enfermedad da lugar a un mercado que parece pretender una expansión infinita, cuando nuestra evolución nos diseñó no para consumir medicamentos, sino para resistir la carencia.

LO QUE ES Y LO QUE
NO ES EL AYUNO

A grandes rasgos, y como avanzaba en el prólogo, diría que el ayuno es no comer voluntariamente durante un tiempo determinado con el objetivo de realizar cambios físicos y de acceder a niveles más profundos de uno mismo, con el fin de iniciar una nueva etapa en la vida. Va asociado al cambio o a la preparación del cuerpo en aras de una transformación personal (física, mental y espiritual).

El ayuno no es una dieta

La diferencia entre un ayuno y una dieta es que en el primero no se come nada. La dieta está destinada a mejorar hábitos alimenticios, a ayudar a perder o a ganar peso. Permite sobre todo reconducir la manera de alimentarnos; si adoptamos una que sea apta para nosotros, nuestro cuerpo funcionará mejor. En las dietas se seleccionan una serie de alimentos más ricos en fibra, en agua o en ciertas vitaminas, que son priorizados frente a otros. Se regulan las cantidades y las frecuencias. La finalidad es ayudar a adquirir unas costumbres más sanas en cuanto a la alimentación, en función de las características metabólicas de cada individuo.

En el ayuno, en cambio, lo que se intenta es eliminar la ingestión de alimentos durante un período que puede oscilar entre los cinco y los cuarenta días para conseguir un *reset* total. Perder peso no es la finalidad del ayuno, si bien constituye un valor añadido.

Siempre digo que, si estuviera enferma, ayunaría hasta matar a la enfermedad, si esta no acabase conmigo antes. No tendría nada que perder, pues confío en la capacidad que tiene el cuerpo de recuperar la salud gracias a la energía y al ajuste a muchos niveles que son fruto del ayuno.

EL AYUNO NO ES PASAR HAMBRE

Como he comentado, con el ayuno intentamos romper la asociación mental tan fuerte que hemos hecho entre comida y supervivencia, entre comida y placer, entre comida y consuelo. Dejamos de ingerir alimentos totalmente, para poder conseguir un parón total de la sala de máquinas corporal.

Cualquier fábrica, una vez al año, necesita detener la producción para realizar inventario. Se hace recuento de los *stocks* y se llevan a cabo las revisiones pertinentes para continuar funcionando con normalidad. Nosotros, por el contrario, no hacemos ninguna parada técnica para revisar el funcionamiento de nuestro cuerpo ni para dar descanso a nuestros órganos y al sistema digestivo. Es decir, nuestro organismo funciona sin parar, en muchos casos a toda máquina y sometido a abusos, durante todos los años de nuestra existencia.

Además, como la desvinculación que tenemos con nuestro cuerpo es total, no atendemos a las señales que nos indican que hay alguna obstrucción, algún mal funcionamiento, el desgaste de alguna parte del sistema o algún punto que necesita revisión. La parada técnica llega obligada cuando el cuerpo ya no puede funcionar y nos lo hace saber por medio de la enfermedad.

Es obvio que si logras que los órganos de depuración corporales funcionen mejor, podrás eliminar, y por consiguiente adelgazar, de una manera más efectiva.

Hay personas con sobrepeso que han perdido veinte kilos durante todo el programa de ayuno. El sobrepeso provoca un desgaste continuo y una fricción inhumana. Imagínate llevar dos garrafas de diez litros encima todos los días... ¡Hay que amarse más!

El ayuno no es morir por inanición

El cuerpo está totalmente preparado para vivir durante una buena temporada sin necesidad de comer nada, ni siquiera vitaminas como la C, D o E, u otros componentes metabólicos de los que temporalmente podríamos prescindir. Está constatado que durante el proceso no existe carencia nutricional.

Normalmente se siente miedo ante la idea del ayuno, debido a las presiones del entorno. La gente que te rodea te dice que esto es de locos, que no debe de ser bueno, que a ver qué te va a faltar, que cómo vas a estar sin comer tantos días, y mil argumentos más, para que abandones y sigas con tu vida, enfermo y sin haberte dado una oportunidad.

Ya he hablado científicamente de la capacidad que tiene el organismo de someterse a un ayuno y de los beneficios que este genera en él. Indiscutiblemente, ¡no te vas a morir!

En los países más desfavorecidos del mundo, donde el alimento escasea y a veces se come barro para poder llenar el estómago, son capaces incluso de gestar niños sin apenas comer durante días. Casi me parece insultante, en consideración a esas personas, el hecho de que alguien diga que se va a desmayar por no comer o que no puede vivir sin su café.

Una jefa de enfermería pensaba que sin su café no podría levantarse por las mañanas... hasta que después de un ayuno no solo pudo abandonar esa adicción, sino que también dejó sus pastillas para la tensión y para conciliar el sueño. ¡Constató que dormía mejor que cuando tomaba somníferos!

Un día, se encontró en mi consulta con un doctor de su mismo hospital y le preguntó cuántas pastillas le había retirado yo a él. Él contestó que veintiuna (nunca retiro pastillas, lo hace el médico si lo ve necesario, pero casualmente en este caso el médico era él mismo). Tan solo se quedó con la píldora específica del tratamiento del Parkinson e hizo un seguimiento de los distintos parámetros, que cambiaron de un modo espectacular.

El ayuno es limpieza y desintoxicación

Cuando ayunamos, se desatan grandes mecanismos de limpieza y supervivencia. Es como cuando nos da el síndrome del «zafarrancho de limpieza» y nos ponemos a limpiar y ordenar como locos nuestro espacio. Tiramos trastos, limpiamos, ponemos algo nuevo, reponemos lo que está estropeado, etcétera. Las células hacen exactamente lo mismo, pero a nivel bioquímico: eliminan las grasas y los tóxicos para volver a encontrar una buena manera de funcionar.

Al tener otra oportunidad, el organismo genera un nuevo terreno para poder vivir sin el citado estrés metabólico y dar lugar a una mejor salud gracias a la desintoxicación.

Después de haber visto a muchos pacientes, he podido observar que durante el período de desintoxicación del organismo saturado, y lo más saturado acostumbra a ser el hígado, es necesario depurar los riñones.

Son muchos los que se aventuran a vivir las famosas limpiezas de hígado pero que no tienen cuidado con sus riñones, de modo que estos al final se acaban pronunciando, a veces de la peor manera. Es muy importante y necesario tener en cuenta su drenaje para que puedan llevar a cabo un trabajo óptimo.

En estos momentos, después de mi experiencia personal, priorizaría el cuidado de los riñones por encima del cuidado del hígado.

EL AYUNO ES REENCONTRARSE CON UNO MISMO

Después de tantos argumentos sobre el ayuno, es obvio por qué las religiones lo han apreciado tanto. Y es que ha sido un método para la purificación del alma, pues al implicar cierta desconexión de lo terrenal las personas conectan con algo que a veces hay que enseñarles y mostrarles, porque no están acostumbradas a vivirlo en estos tiempos de escepticismo. Otras ya vienen con el propósito de desconectar del mundo de los alimentos y elevar su mente.

La mente también adquiere un papel destacado en el ayuno, como hemos podido constatar científicamente, pues después de la secreción de las distintas hormonas de la felicidad se siente fuerte y optimista.

Algo que venimos a experimentar a esta Tierra es la búsqueda del conocimiento de uno mismo y la comprensión de los propios límites.

Cuanto más ligero y liviano se hace el cuerpo, más entendemos la sutil esencia del ser. Es muy curioso, pero desaparece el cuerpo y el ego se hace más pequeño, pues ya no controla la situación.

Tu mente, más ligera, busca su conexión con otras esferas del ser más sutiles e identifica lo que eres por contraste con lo que no eres. Eres como una cebolla que va quitándose sus capas, desnudándose sutilmente para llegar al corazón. Ese corazón es lo que queda al descubierto durante el ayuno; se muestra tal como es desde la autenticidad, sin nada que ocultar. Se caen las máscaras de la mente para dar lugar al esplendor del ser, el cual, más iluminado que nunca, nos muestra la paz y el amor que ya existen, pero que estaban ocultos en la sombra del día a día, cuya inercia niega la evidencia de que ya somos lo que buscamos. Se nos hace evidente que nuestra casa y el fuego de la vida se albergan en nuestro corazón, ese corazón alrededor del cual la mente construyó una fortaleza para protegerlo, pensando que contenía los diferentes personajes de las distintas experiencias como algo verdadero. Los personajes que interpretas forman parte de tu creación en aras de la supervivencia en este mundo, mientras tu búsqueda no cesa. El constante ir y venir de las emociones crea un vaivén en el corazón, de modo que cuesta estar durante mucho tiempo en él sin volver a caer en la trampa de la mente.

A raíz del servicio a la creación divina y maravillosa que somos los humanos, creé en mí, por estar tanto tiempo en el corazón, una dilatación de aorta, y entendí que necesitaba otra estructura física para poder darle la soberanía de mi vida. El cuerpo actual necesita una estructura nueva para contener lo que somos, porque a pesar del entrenamiento diario se hace muy doloroso físicamente pasar tanto tiempo en él.

El salto cuántico grupal se hará en breve, por la necesidad imperiosa de que así sea. Se habla de que experimentaremos una mutación, igual que las que experimentan los microorganismos. Así como estos pueden mutar de una forma muy rápida, por su corta vida y su proliferación continuada, nosotros vamos a tener que hacerlo sin esperar siglos.

¿Cómo? Quizá el ayuno sea una de las vías para crear un nuevo organismo capaz de contener la nueva resonancia y aligerar un cuerpo físico pesado.

Reconozco que no todo el mundo está preparado para ello, pero hay que experimentar e intentarlo. ¿Cuándo? Ya, en este mismo momento. Confía en ti y en tu capacidad como ser humano.

El salto cuántico del ser será conjunto; no podrá depender de la masa de cada uno de sus componentes, sino de la suma de todos ellos unidos.

Podemos compararlo con tirar un puñado de piedras en un estanque. Las ondas generadas por cada una llegarán antes o después a la orilla más próxima, en función de la masa o tamaño de las piedras. En la actualidad esas piedras se tendrán que unir para crear una onda mayor, con el fin de que su repercusión y su longitud sean más grandes y llegue mucho más lejos.

Una persona me dijo que hay un pez abisal que tiene en su superficie unos microorganismos que se van encendiendo progresivamente; cuando el cincuenta por ciento del cuerpo llega a estar iluminado, de pronto todo el resto se ilumina. La humanidad tendrá su oportunidad cuando llegue a esa masa crítica.

EL AYUNO ES IR EN BÚSQUEDA DE LA SALUD

Antes de que el cuerpo físico adquiera alguna condición crónica, es ideal que te des la posibilidad de experimentar el ayuno.

Si la humanidad hubiera necesitado de diagnósticos médicos y pruebas técnicas, no habría llegado hasta la fecha, pues la medicina tal como la conocemos hoy, con todas sus pruebas, no tiene más de cien años.

Los humanos antiguos se regían por los cambios de estación para llevar a cabo sus ayunos, purgaciones, limpiezas y sanaciones, con lo que esperaban poder evitar la enfermedad. Practicaban la medicina preventiva para adaptarse a las nuevas condiciones climáticas, que ellos entendían que podían conducir a una serie de enfermedades.

Hoy en día son pocos los que llevan a cabo estos períodos de adaptación, los cuales, en algunos casos, suponen cambios bruscos en cuanto a la salud.

Actualmente las personas acuden al médico ante cualquier síntoma, en un deseo de que les hagan pruebas para encontrar lo que sea. Así, resultan clasificadas, aunque no encajen en el cuadro de ninguna dolencia al cien por cien.

Si tuviéramos la conciencia tranquila de estar cuidándonos bien, ¿nos iríamos a revisar? ¿Nos subiríamos a la báscula?

MODALIDADES DE AYUNO Y SEMIAYUNO

Del mismo modo que existen infinidad de dietas, también existen distintos tipos de ayunos y semiayunos, según lo que se intente conseguir. Y distintas formas de abordarlos, dependiendo de cada individuo y de su estado.

El ayuno más puro es aquel en el que no se ingiere nada sólido. No se come absolutamente nada durante el período estipulado; tan solo se bebe un poco de agua. Este tipo de ayuno lo realizan personas que energéticamente se encuentran bien, están entrenadas en ayunos cortos y tienen la seguridad de que no van a sufrir excesivamente durante todo el tiempo de privación de alimentos. Si estás mentalizado para efectuarlo y sabes lo que significa, te sentirás más preparado a la hora de superar la tentación de romperlo.

Este tipo de ayuno incluye la modalidad del ayuno clínico, en el que la persona permanece ingresada en un centro especializado y lleva a cabo el ayuno durante el tiempo que necesita, mientras un grupo de médicos le supervisan las constantes vitales. Suele ser un ayuno más físico que espiritual. Muchas personas famosas o que disfrutan de un alto estatus económico y que tienen una gran vida social suelen necesitar este tipo de ayuno al menos una vez al año. Sus compromisos sociales y todo tipo de encuentros hacen que no puedan llevar una alimentación regular y acorde con sus necesidades y suelen ingerir más de la cuenta. Un estilo de vida lleno de excesos alimentarios y nutricionales hace que se precisen curas radicales, como ayunos clínicos y *resets* físicos.

En cuanto a los semiayunos, se trata de ayunos parciales, en los que se ingieren caldos, licuados, batidos o frutas para conseguir una desintoxicación parcial como modo de iniciarse en la práctica del ayuno puro. Estas prácticas son más densas, ya que se siguen consumiendo alimentos, pero consiguen dar fuerza psicológica a las personas que las realizan y constituyen un paso previo al ayuno en sí.

También podemos hacer una distinción entre los ayunos y semiayunos campestres y los urbanos. El ayuno campestre tiene lugar en el campo, en un lugar de retiro. Te tomas unos días para alejarte de tu vida diaria y recogerte en ti mismo. Esta es la opción cinco estrellas, porque puedes realizar el ayuno en un entorno que te permite el recogimiento, sin cuestionamientos, y puedes dedicarte exclusivamente a ti. Pero como esta opción requiere tiempo, algo de lo que la mayor parte de nosotros nos encontramos muy escasos, los ayunos urbanos son los que personalmente he trabajado más en los últimos años.

Ya que la mayor parte de la población vive en las ciudades y es en ellas donde se soporta un nivel de estrés más alto, los ayunos urbanos son los más frecuentes hoy en día, porque no requieren que interrumpamos nuestras actividades habituales. No hace falta un retiro total para realizarlos. En este caso, más que de ayunos, que como he comentado anteriormente son para las personas que están más entrenadas y gestionan bien su energía y las presiones externas, estamos hablando de semiayunos.

En ese punto, querría referirme específicamente a la dieta del arroz rojo. Es una monodieta que mi maestro aconsejaba por el cambio de energía que propicia. Es una dieta muy yang, es decir, que nos permite adquirir una mayor concentración, y a su vez ejerce un efecto secante sobre los líquidos, sobre esas masas circulantes que tenemos en nuestro interior en forma de abscesos, quistes, etcétera, que muchas veces ni siquiera nos han sido diagnosticadas. Esta dieta consiste en tomar, durante todos los días que sea posible, arroz rojo, sésamo, sal del Himalaya y agua hervida, que no hirviendo (pero esta última en poca cantidad).

Y es que normalmente nos encontramos en un estado muy yin, algo así como dispersos y sumidos en el caos. Todo ayuno te va a proporcionar una sensación de bajar tus niveles, incluidos los del estrés, o como mínimo te va a dar otra forma de afrontar los excesos que manifiesten tus analíticas.

En todo momento tienes que acudir a un especialista para que te supervise y te ayude a decidir qué tipo de ayuno es el más óptimo para ti.

TÉCNICAS DE AYUDA
DURANTE LOS AYUNOS

Lgunas personas que realizan el ayuno están tan enfermas que a veces es necesario que utilicen como apoyo a la desintoxicación algunos remedios naturales y propios de la medicina higienista como pueden ser baños, enemas, limpiezas de colon, envolturas hepáticas, infusiones diuréticas, etcétera. Estos remedios son necesarios para estimular los órganos emuntorios, pues en muchos casos están muy degradados y congestionados por los productos químicos presentes en los alimentos y sus efectos secundarios.

EL TEST SANGUÍNEO HLBO

Una de las opciones para completar el análisis corporal es observar la sangre a través del test HLBO. Consiste en analizar dos gotas de sangre, una de sangre viva y otra coagulada, a través de un microscopio especial llamado «de campo oscuro». Con este test se pueden obtener muchos datos sobre el individuo y sus células, ya que estas registran la información del estado del cuerpo físico en sus membranas.

Es posible ver en la sangre el estado físico del individuo y cómo su vida diaria afecta a sus membranas celulares. Puede comprobarse su estado inflamatorio o degenerativo, si padece carencia de vitaminas o minerales, so sufre un exceso de metales pesados o putrefacción, su nivel de oxigenación, la presencia de bacterias, parásitos u hongos, el nivel de estrés, la existencia de placas colónicas, el nivel de ácido úrico y de colesterol, etcétera.

Las células son los habitantes de tu universo y expresan físicamente cómo se encuentra tu hábitat físico y emocional. Una vez que conocemos la situación actual y vemos la inercia que opera, es posible predecir hacia dónde se dirige tu salud. A partir de aquí puedes decidir cómo quieres vivir y qué deseas subsanar. En definitiva, puedes tomar las riendas de tu vida.

Una vez realizado este análisis es fácil hacer las recomendaciones pertinentes para poder mejorar: ya sabemos cuáles son los alimentos que te benefician, los que te resultan perjudiciales, si necesitas algún tipo de terapia...

A veces practico el análisis de cabello, o del folículo piloso, con un oscilador de Tesla, que nos indica la cantidad de tóxicos acumulados, así como la de vitaminas, y nos muestra la tendencia hacia la salud o la enfermedad en ese momento.

BUSCAR FRECUENCIAS MÁS ALTAS

Almacenamos muchísima información, tanta que saturamos un sistema que funciona como cualquier sistema informático. Y ¿qué sucede cuando se satura de información? Que no funciona bien y hay que *reiniciar* el disco duro.

Somos como esas grandes antenas de telecomunicaciones que registran toda clase de información que les llega de distintas maneras. Al ser seres multidimensionales a muchos niveles, estamos emitiendo y recibiendo constantemente, tanto de forma consciente como subconsciente, información en modo de frecuencias, que nos llega sin parar de muchos lugares.

Imaginemos una persona que está sentada tranquilamente en su casa. Puede estar conectada al móvil, ver la televisión y tener a su vez un ordenador sobre las rodillas, a lo que puede sumarse el hilo musical que alguien tiene encendido en la casa; si esa persona tiene un par de hijos, cada uno tendrá puesta la radio en una frecuencia diferente, además de la presencia de sus respectivos móviles y ordenadores. Estos artilugios poseen una frecuencia vibratoria, aparte de la información que cada uno de ellos esté recibiendo. Para colmo, pueden estar en funcionamiento la lavadora, el lavavajillas, la secadora, el horno, el microondas... Todo ello emite una frecuencia distinta, y somos conscientes de ello. Pero el asunto va más allá, pues no estamos solos, sino que muchos de nosotros, al vivir en edificios, recibimos la emisión de otros *inputs*, como los del vecino de arriba, el de abajo, el de la izquierda, el de la derecha... Y desde la calle nos llegan otras frecuencias de gente que va caminando, coches, autobuses, camiones, etcétera.

Todo esto lo recibe nuestra parte consciente. Imaginaos lo que recibe el subconsciente: estás sentado, recibiendo información de todo el espacio que te rodea: las formas, los

colores, tus pensamientos, los pensamientos de tu familia...
Los distintos estados de cada persona que convive contigo
también emiten una onda o frecuencia, así como cada ele-
mento orgánico o inorgánico del cuerpo del cual aparentemente no somos conscientes... Imagínate esto multiplicado
por los vecinos de tu edificio, de la calle... En definitiva, todo
está emitiendo una vibración y contiene su propio campo
magnético, que es la energía que rodea las cosas y por la que
sentimos que están ahí.

Pero lo más significativo es que el subconsciente constituye un noventa por ciento de nuestra realidad, como un
iceberg, cuya mayor parte permanece sumergida. Así pues,
recibimos muchas influencias que nos pasan desapercibidas.
¿Qué se halla oculto y no estamos viendo? Por ejemplo, la
cara de un ácaro. Si la buscas en Internet, su imagen te im-
presionará. Y ¿piensas que su frecuencia no te afecta? Pues
claro que te afecta; es un organismo vivo. El caso es que altera
a unas personas más que a otras, sobre todo a la gente que les
tiene alergia. En estos casos su frecuencia se hace más patente, pues estas personas tienen más abiertas las puertas de acceso a esta información. Hay que entender esta información
y la sensibilidad de estos individuos, no taparla.

Somos empáticos con el entorno cuando tenemos conciencia de él. Toda esa información es maravillosa, pues venimos a aprender de ella. Nos muestra quiénes somos, porqué
y para qué estamos aquí.

El problema es que nos saturamos de información, es
decir, de frecuencias que alteran nuestro sistema orgánico.
Es por eso por lo que necesitamos un paréntesis los fines
de semana, salir al campo o a la playa. Esto es así porque,

aparentemente, allí las informaciones que absorbemos tienen una vibración más alta, una frecuencia que nos ayuda a compensar la energía de la otra información más densa que nos aporta el sistema en el que vivimos.

Negociar con las informaciones que queramos desechar

Seguimos adentrándonos en el iceberg y ¿qué longitudes de onda están ahí y no vemos? Como ya he dicho, simpatizamos con muchos otros tipos de información, como por ejemplo la que corresponde a virus, parásitos, bacterias y hongos. Hay que tener en cuenta que el noventa por ciento del cuerpo contiene microorganismos. Imaginaos una cándida. Es un hongo que, como ser vivo, también tiene consciencia, es obvio, y viene a este mundo a sobrevivir a cualquier precio. Su información entra en los sistemas con los que tiene más afinidad y que están abiertos subconscientemente a recibirla. La longitud de onda del individuo que hospedará a la cándida se acopla a ella, y es así como esa afinidad vibratoria motivará que la cándida se altere en su organismo. Esto demostraría en parte el hecho de que no haya por ejemplo epidemias de este hongo. Y es que algunas personas conectan con la información de la cándida descontrolada y otras no.

Pongamos que tenemos una cándida que quiere sobrevivir y que tiene la conciencia de que tú quieres matarla porque su información se ha alterado y ha invadido el sistema, creando daños diversos, de modo que es necesario eliminar esa información de ahí. Lo primero que hace la cándida es tomar reservas del medio para sobrevivir, y sobrevivirá durante mucho tiempo antes de llegar a agotar esa energía. Pero lo más relevante es que para ello se irá multiplicando dentro de su espacio; por eso se producen las crisis curativas en esta lucha que tiene lugar entre la aniquilación y la supervivencia de esa información.

Para sacar esa información de ahí, hay que negociar con ella. Mi maestro siempre nos decía que si tenías hormigas en casa, hablaras y negociaras mentalmente con ellas; podías decirles que si en tres días no se habían ido, las matarías. Una de las premisas de mi maestro era que no te creyeras nada, sino que lo experimentaras todo. Y yo lo experimenté, y no solo yo; a lo largo de mi vida he sabido de muchas otras personas que también lo han hecho. Por ejemplo, en una ocasión me hallaba pasando consulta en un lugar donde vendían productos biológicos, y oí que una mujer desesperada preguntaba a la recepcionista si tenía algún producto biológico para matar las hormigas, porque lo había probado todo sin éxito. No pude evitar intervenir y ofrecer la idea de la comunicación telepática con esos pequeños insectos. Ella se echó a reír y me dijo que no tenía nada que perder haciéndolo, tanta era su desesperación. Días más tarde vino a decirme que ¡había funcionado! También resulta eficaz de un modo impresionante con los reptiles, pero claro, la primera vez no lo hagas con una boa constrictor; hazlo con una lagartija. Verás como si le hablas mentalmente y hallándote en paz, acabará en tu mano. Todos los entes dotados de ADN son consciencias vivas, con unos códigos de acceso distintos de los nuestros.

En ese caso, ¿por qué no llegar a otros microorganismos que están conectados a la Fuente, como nosotros, y negociar con ellos? También son estructuras bien organizadas que nacen, se reproducen, viven, sobreviven y mueren, aportando con su presencia evolución a este mundo, como parte del gran programa de la vida.

Después de todo, existió la figura de un maestro llamado Jesús que no clasificaba las enfermedades; sencillamente «las echaba». Esto está literalmente escrito; no hace falta ser «creyente» para asumirlo. Curiosamente, el doctor Goiz, famoso por ser el padre del biomagnetismo médico, que a tantas personas ha ayudado hasta la fecha, detectaba los microorganismos gracias a las distintas resonancias que mostraban en diferentes partes del cuerpo humano y los expulsaba directamente, casi con un chasquido de dedos; obtenía unos resultados fantásticos. Ahí entendí que la sanación podía tener lugar mucho más rápido de lo que normalmente asumimos; de hecho, la enfermedad es un determinado tipo de información que tenemos almacenada. De modo que, al saber de la existencia de estas informaciones, empecé a *reiniciarlas* conscientemente. Al principio las echaba casi enfadada, como cuando uno ahuyenta a un perro, pero luego vi que esa información no había llegado por casualidad a ese sistema y que también hacía su trabajo mientras estaba allí. Desde ese momento fui más consciente y afectuosa con la información a la hora de negociar con ella.

Mi máxima es lograr el «levántate y anda», si bien mi mente busca la comprensión de este fenómeno, para que mi corazón y ella estén más en coherencia y esto pueda conseguirse.

Desprenderse de las informaciones dañinas

Existe otro tipo de información que nos afecta: la de seres que habitan en otros planos. Muchas personas han idealizado su existencia y han creído que son producto de su imaginación, de modo que los hemos encajado en el mundo de la fantasía, pero la verdad es que existen en otras dimensiones que no vemos.

Y hay muchas otras frecuencias vibratorias; algunas nos perjudican, mientras que otras nos benefician o por lo menos se suman a la parte positiva de nosotros. Pensemos en cómo nos afectan los iones de la atmósfera, los cambios climáticos y de horarios, los ciclos de la Luna, las mareas, los planetas, el sistema solar, otras galaxias, los movimientos de la Tierra, los campos electromagnéticos, las líneas Hartmann o las corrientes de agua subterránea. No nos planteamos nada de esto en nuestro día a día; solo los animales lo captan rápidamente, así como algunas personas que se permiten sentirlas y seguir sus instintos.

Los gatos, famosos en el antiguo Egipto por ser los guardianes de las puertas del inframundo, acostumbran a dormir en los cruces de las líneas Hartmann o de corrientes de agua. En cambio, los perros no se sienten bien en estos lugares, de modo que buscan otros en los que se encuentren a gusto. Tú te sentirás bien donde duerma un perro; en cambio, mejor no te pongas donde duerma un gato. Ellos utilizan esos cruces como acceso a puertas dimensionales, pero resultan perturbadores para nosotros.

¿Qué podemos hacer para que toda esta cantidad de frecuencias vibratorias que están en todas partes, muchas de las cuales nos aportan algo mientras que otras tantas nos lo arrebatan, nos afecten de una forma más controlada? ¿Cómo podemos, en particular, atenuar el efecto de las que nos afectan negativamente? Esta es la pregunta del millón.

Mi experiencia personal me ha llevado a entender muchas de las vibraciones que existen en el organismo, el cual es un ramillete multidimensional de frecuencias en continuo movimiento, debido a la energía constante que emite y que recoge. En nuestro cuerpo no existe nada estático; su configuración cambia constantemente a distintos niveles. Eso explicaría el hecho de que cambien incesantemente los parámetros de las distintas analíticas, si bien cada persona muestra claramente unas tendencias, en función del contenido de la información que acumule.

Entendamos también que la acumulación de ciertas informaciones nos enferma. Así pues, es necesario descartar algunas de ellas del sistema para poder salir del caos y crear orden. Hay que hacer un *reset* del sistema y reiniciarlo, para llevar a cabo una creación en todos los ámbitos. En estos momentos la mejor de las maneras, la más sencilla y la más rápida, es realizar un ayuno.

Durante el período de ayuno el cuerpo se protege con sus células sanas, es decir, con la información saludable. Dentro de un campo magnético sólido, genera la máxima coherencia entre mente y espíritu para luchar por su supervivencia a todos los niveles. Al llevar a cabo un ayuno, te estás dando esta oportunidad; es un momento único. Gracias a él el organismo desecha, de forma inteligente, la información dañina que ha acumulado, sea en forma de grasas, células enfermas o tejidos en fase degenerativa. Son impresionantes los beneficios que, de forma aparentemente inconsciente, han obtenido las personas que, a lo largo de la historia, han utilizado el ayuno como método de sanación. Su intuición las llevó a ayunar, a darse una oportunidad antes de acabar enfermas por el exceso de información acumulada.

Hago un paréntesis para recordar que la materia que vemos en la tercera dimensión se crea por la acumulación de electrones, que se ordenan a partir de una intención creadora. Cuanto mayor es la condensación de electrones, más densa es la materia. Podemos crear lo que queramos, pues la energía ya está presente y es infinita; solo hemos de tener claro lo que queremos crear y darle forma. Sin embargo, si nuestra intención consciente se halla ausente y creamos desde el subconsciente, tendrá lugar una acumulación caótica de electrones o de materia, lo que dará origen a la enfermedad.

Los grandes beneficios del ayuno van más allá de lo que es posible explicar científicamente a día de hoy. También se nos escapa la comprensión de los innumerables mecanismos que se ponen en marcha en el cuerpo a nivel bioquímico, e incluso genético, mientras se realiza. Sin embargo, ahí están todos los beneficios de esta práctica ancestral.

Millones de personas a lo largo del planeta pasan hambre sin quererlo. Sin embargo, la privación de comer, bien gestionada, puede sanar al primer mundo, enfermo por sus excesos.

Siempre que lleves a cabo un ayuno, para tu tranquilidad y la de todos quienes te rodean, realízalo con el asesoramiento de un especialista que te haga un seguimiento durante todo el proceso y te guíe perfectamente ante cualquier pequeño síntoma o cambio de emoción que pueda surgir.

UN EJEMPLO DE AYUNO

Llevé a cabo mi primer ayuno hace mucho tiempo. Mi maestro nos animaba a que pasáramos un poco de hambre; nos decía que de esta manera comprenderíamos mejor nuestro cuerpo físico. Es importante experimentar y conocerse mejor a sí mismo.

Me costó realizar ese ayuno, pues en aquella época había probado toda la comida de mayor valor negativo posible y mi cuerpo rechazaba lo positivo de la peor de las maneras, por no hablar de mi mente y mi ego, que no querían desprenderse ni en broma de la nevera atestada de productos basura. Me intenté boicotear de todas las formas posibles, pero mi maestro insistía: «Eres demasiado negativa; sé más positiva».

Finalmente me rendí y empecé a sentir el poder de la autosanación en el cuerpo. Fue maravilloso experimentar la manifestación de pequeños dolores erráticos, como si de heridas se tratara, en el abdomen, el hígado, la zona pancreática, las articulaciones, etcétera, que iban cicatrizando. Todo ello aparecía y se marchaba.

Adquirí una confianza tremenda, porque entendí la fuerza de mi organismo y comprendí que si le daba vacaciones de vez en cuando, podía evitar muchas enfermedades, que eran en definitiva indicadoras de una sobrecarga y precursoras de una energía caótica.

Durante el ayuno me di cuenta de cómo comemos las personas en general, o, mejor dicho, cómo engullimos. Observé la falta de conciencia con la que tratamos los alimentos, que en definitiva deben ser nuestra medicina. Experimenté cómo la mente patalea, caprichosa, y cómo el alma puede calmarla ignorándola. Y constaté la voluntad del ser humano, su poder, el espíritu de supervivencia, la quietud, la ansiedad... Cuando dejas de estar conectado al mundo material a través de los alimentos, observas tu propio desdoblamiento —es como si te vieras a ti mismo desde fuera— y experimentas que eres algo más que un cuerpo físico. Es maravilloso.

Empecé a sentir auténtica gratitud por los alimentos y a bendecirlos. Me di cuenta del valor que tienen y de cómo, si su energía es limpia y elevada, pueden contribuir a nuestra salud y a aumentar nuestra vibración como individuos. Después de todo, hemos venido a este plano a adquirir un nivel superior de vibración.

Al acabar este ayuno experimenté una gran dicha. Cuando comencé a saborear los alimentos, me sentí como quien acaba de realizar un curso de supervivencia en el monte y se encuentra de pronto con una jugosa manzana, que le sabe a manjar de los dioses. Experimenté placer en todos los niveles de mi ser; un placer físico, divino, mental y emocional.

Tras un buen ayuno, lo que menos te apetece es ensuciar tu cuerpo, por lo menos durante una buena temporada. Estableces unos nuevos hábitos alimenticios, que hacen que no vuelvas a probar ciertas cosas. También tienes el deseo de volver a practicar un ayuno de vez en cuando.

EL RETORNO A LA COMIDA
DESPUÉS DEL AYUNO

El momento más importante para mí es la salida del ayuno. Después de estar varios días sin comer, la mente se empieza a excitar por el hecho de iniciar la masticación. Muchos son los que relatan que les resulta más fácil estar sin comer que comenzar a hacerlo, pues el sistema nervioso se estimula al conectar de nuevo con sabores, deseos e impulsos que le sugieren a la persona estar constantemente comiendo.

Es curioso observar cómo la mente nos induce a creer que necesitamos la comida. Sin embargo, a pesar de que cuesta iniciar el ayuno, después cuesta dejarlo, por la sensación de limpieza, ligereza y centro que hemos adquirido. Es como cuando realizamos una limpieza de colon: nos da pereza llevarla a cabo, pero una vez hecha sentimos que no queremos «mancharnos» de nuevo.

El regreso a los alimentos debe efectuarse de forma paulatina, progresiva y lenta. Es necesario hacerlo así para no colapsar de nuevo el organismo. La información debe reintroducirse poco a poco y el proceso de adaptación debe prolongarse por lo menos tanto como duró el ayuno.

Empezamos de una forma liviana, con algunas manzanas u otra fruta, y después vamos incorporando elementos vegetales, en función de la información del campo de la persona. Dependerá de si tiene un campo ácido o no, alguna disfunción orgánica, etcétera. A veces habrá que negociar con el individuo en función de sus preferencias, alergias u otros factores, siempre a partir del respeto.

Lo siguiente será introducir hidratos de carbono de asimilación progresiva. Así evitaremos reacciones extrañas por parte de los intestinos. Los vegetales nos seguirán acompañando y quienes lo necesiten tomarán también un poco de proteína, que irán incorporando de una forma gradual.

Es en estos momentos cuando oigo más protestas, por parte de personas inquietas que quieren precipitarse por algún capricho, compromiso social o cualquier otro motivo. Pero siempre les digo que «la queja aleja», que no se desesperen, pues tienen toda una vida para regresar a su alimentación habitual. Antes les había advertido que el ayuno iba a ser un lapso de corta duración en relación con el conjunto de su existencia y que no morirían en el intento; también que de una forma u otra continuarían comiendo como hasta entonces, si bien cambiarían unos cuantos hábitos.

Aquí empieza a vislumbrarse a qué personas ha impactado el ayuno y a cuáles no. Unas habrán adquirido la nueva máxima de comer más verduras, de la forma que sea, acompañadas de un buen aceite de oliva, y empezar a cuidarse a partir de ese momento, mientras que otras se sentirán especialmente conectadas a sus emociones más ocultas, lo que las llevará a desear dulces o comidas más cargadas.

En cualquier caso, ningún ayuno resulta intrascendente, pues hace mella en todo el mundo, de una forma u otra: adquieren nuevos hábitos o dejan definitivamente los menos saludables. Es interesante escuchar cómo personas que pensaban que no podrían vivir sin su café, su Coca-Cola u otro tipo de estimulantes comprueban cómo estos pasan a la historia para ellas. Hablo de gente que consumía seis o siete cafés o bebía dos litros de Coca-Cola diarios. Es extraordinariamente maravilloso que puedan realizar este cambio, a partir de haber comprendido que estos productos bloquean su organismo. Mi maestro muy de vez en cuando nos daba Coca-Cola en un vaso casi lleno de zumo de limón, que nos hacía beber como medicina para desatascar las cañerías. Esa combinación constituía una curiosa alquimia... Tenemos que creer en la posibilidad de recobrar nuestra antiquísima sabiduría alquimista.

Cuando la persona ya ha salido del ayuno, en una tercera etapa incorpora una nueva alimentación, más consciente y equilibrada. Y ¿cuál es esta alimentación? Las recomendaciones exactas varían en función del individuo, si bien tengo varios menús preparados. Durante varias semanas se sigue llevando un control; la persona pierde el miedo a comer y le demuestro que si come absolutamente de todo, siempre que organice bien las ingestas, puede seguir perdiendo esos kilos que le sobran. Además, aquellos a quienes les han diagnosticado alguna enfermedad continúan mejorando su salud.

LA PRAXIS DEL AYUNO

Cómo se realizan y cómo dirijo los ayunos

Hay dietistas que deciden que el ayuno se lleve a cabo de un modo paulatino. Es decir, dirigen a la persona para que pase por una fase previa de «desenganche» de la comida, con el fin de que el cuerpo se pueda ir acostumbrando a no comer. Los más puristas respetan este proceso. Es una fase de desconexión lenta respecto de la dinámica nutricional habitual, en la que se van introduciendo frutas y verduras en sustitución de otro tipo de alimentos, como los hidratos de carbono.

Personalmente, prefiero hacerlo de otra manera. Suelo decirles a las personas que acuden a mi consulta para realizar un ayuno: «Haz la última cena y prepárate para el viaje».

Y como me gusta que el ayuno comience el lunes, saben que ese fin de semana será el último antes de empezar a no comer.

En mi caso, dirijo los ayunos de la siguiente manera: atiendo a los pacientes en mi consulta tres veces por semana la primera y segunda semanas, y dos veces la tercera y cuarta semanas. A partir de aquí, las consultas consisten en una sesión semanal durante tres semanas. Esta frecuencia supone el entrenamiento mínimo para conseguir crear una inercia diferente con el fin de detener la ingestión de alimentos y dar lugar a nuevas formas de actuación.

Una vez que se ha efectuado el ayuno y la persona ha vuelto lentamente a la alimentación, es muy interesante utilizar el test HLBO. Se lo hago a todos los ayunadores.

Las células son los habitantes del universo que es cada uno de nosotros. El estado físico de estas da cuenta no solo de cómo se encuentra físicamente la persona, sino también de cómo piensa, cómo siente... Reflejan la realidad de su salud mental y física y permiten ver hacia dónde la está empujando la inercia de sus hábitos físicos y sus actitudes. Así pues, una vez llevado a cabo este análisis, se hacen las recomendaciones pertinentes a la persona para que modifique sus procesos y para que efectúe los cambios necesarios en el momento presente. Por supuesto, se hacen recomendaciones nutricionales y dietéticas; hay que informar al ayunador de cuáles son los alimentos que le benefician y cuáles son los que le están creando una reacción química adversa. También se aplican terapias que le ayudan a entender cómo funciona a todos los niveles (físico, emocional y espiritual), con el objetivo de que adquiera una visión global de sí mismo.

Siempre digo que no somos humanos que intentan ser espirituales, sino espíritus que intentan ser humanos. Por eso, el ayuno es una fantástica herramienta que nos permite desprendernos de todas las capas mentales, físicas y emocionales y observar nuestra parte espiritual, más real. El objetivo es que accedamos a todo nuestro potencial y veamos así lo grandes, majestuosos, divinos y poderosos que somos.

Durante este proceso de descubrimiento y de eliminación suelen salir a la luz varios aspectos, problemas y complejos que habíamos ido ocultando bajo capas de grasa. Cuando el ayuno quema las grasas, estos aspectos físicos, emocionales y psicológicos muestran toda su crudeza y tenemos la oportunidad única de eliminarlos. Durante las sesiones intento mostrarte aquello que reflejas en mí para que seas consciente de qué es lo que emites y quién eres. El objetivo es que puedas utilizar tus propias herramientas para solucionar todos esos problemas enquistados o para obtener una nueva perspectiva que te permita abordarlos de un modo diferente. Pero que llegues o no a resolverlos finalmente dependerá de ti.

En el contexto de este «*coaching* de vida» también aplico terapias alternativas para mitigar el cansancio físico, la debilidad o los mareos que pueden presentarse. Suelo utilizar la auriculomedicina o la acupuntura egipcia sobre los meridianos y las puertas del cuerpo en todas aquellas personas que necesitan estimular su organismo. Además, monitorizo la pérdida de peso y el pulso; también hago un seguimiento de la lengua para ver cómo cambia la saburra, ese manto que define cómo está yendo el proceso de desintoxicación. Asimismo, en caso necesario, miro el iris, sobre todo en los seguimientos que realizo por videoconferencia. Y en todas mis consultas acostumbro a aplicar la técnica Zen, que sirve para equilibrar la energía de los chakras, lo cual permite que esta pueda fluir de un modo más fácil. Cuando surgen dolores musculares erráticos, utilizo si es preciso la técnica del doctor Akebane o el Dien Chan.

Dependiendo del paciente, aplico una técnica u otra, según sus necesidades. Cada persona genera su propia consulta; todo depende de la resonancia de cada espíritu y de lo que cada uno quiera aprender o lograr. Y, desde luego, depende también de lo que su infinito momento presente permite que se corrija.

DÓNDE LLEVAR A CABO EL AYUNO

Los semiayunos o los ayunos urbanos pueden realizarse en el contexto de una vida normal. Lo más común es llevarlos a cabo en la propia casa y adaptar un poco el estilo de vida al ayuno. A veces, en esos días, las personas tienden a evitar o a postergar comidas profesionales y familiares, pero en muchos casos no pueden hacerlo, y acuden a ellas con sus calditos. Muchos de mis pacientes incluso viajan, y se organizan como buenamente pueden. ¡He tenido a alguna persona que ha ido a una boda con sus caldos! Si ellas han sido capaces de hacerlo, todos podemos.

Es aconsejable que el ayuno se encuentre dirigido por un profesional, ya que muy a menudo, cuando los familiares y conocidos se enteran de que estás ayunando, suelen alarmarse por el hecho de que no estás tomando ningún alimento. Incluso piensan que es peligroso para tu salud e intentan convencerte de que lo que estás haciendo no es nada bueno.

Les invade el miedo y te lo transmiten a nivel subconsciente. Una maravillosa paciente francesa me llamó porque alguien la advirtió de que podía morirse. Me reí muchísimo, pues llevo muchos años dirigiendo estas prácticas y tengo claro que las reservas del organismo conectado al modo ayuno dan para mucho.

Es difícil hacer un ayuno en solitario, ya que, sobre todo las primeras veces, se necesita una gran fuerza de voluntad, porque nos encontramos en un entorno donde todos toman sus comidas normalmente y es más difícil resistir las tentaciones. Pero la tentación, comas o no, siempre está presente.

Hay personas que pueden permitirse alejarse de la familia y del trabajo durante el período de ayuno; se van a una casa en el campo o a casas de retiro especializadas en este tipo de técnicas. Esta es la situación ideal, porque uno se puede alejar del mundanal ruido e incluso compartir su experiencia, dudas y opiniones con otras personas que se encuentren haciendo el mismo *reset*. Pero si resulta imposible, no pasa nada; en ese caso simplemente «urbanizamos» el proceso.

En breve organizaré, un par de veces al año, todo un programa de ayuno en el contexto de un retiro, para que los participantes puedan trascender realmente muchos aspectos del ser. Lo llevaré a cabo junto con un gran equipo experto en crecimiento humano (consulta el último capítulo).

Cuándo realizarlo y con qué frecuencia

La frecuencia con la que practicar los ayunos depende de la persona. Recomiendo uno al año si se está bien, mental y físicamente. Si no se está tan saludable, si hay pequeños problemas o síntomas que solucionar, es sensato ayunar dos veces al año. Si se padece una enfermedad grave, se deberán efectuar más ayunos; dependerá de la enfermedad en cada caso. El tipo de ayuno también variará según la gravedad de la dolencia o el momento de la persona.

Tradicionalmente los ayunos se suelen realizar en primavera y otoño, porque son los momentos en que se produce el cambio de estaciones. Sin embargo, hoy en día todo está confuso: parece que las estaciones van desapareciendo y que nuestra alimentación no se adapta a la época del año correspondiente; no pertenecemos a ningún territorio en concreto ni consumimos productos del terreno ni de temporada (¡en cualquier época del año se pueden comer fresas!). Así las cosas, el ayuno se realiza cuando la persona se halla preparada para hacerlo.

Lo ideal es encontrar una época del año en que no se sufra mucho estrés laboral o en que las obligaciones familiares permitan un semirretiro, con el fin de que el proceso pueda acometerse lejos de las tentaciones y gozando de cierta introspección. Pero en la práctica estas condiciones nunca se dan; por eso empecé a hablar de «ayunos urbanos», para que se pudieran realizar a pesar de todo.

No debemos olvidar que ayunar es un acto antisocial, anticultural y anticonvencional. Aunque estés rodeado de personas, debes ser capaz de permanecer en ti mismo, en tu momento. Recuerda que el acto de compartir la comida supone estar integrado en un grupo y formar parte de una misma vibración.

Para algunos es ideal realizar el ayuno durante las vacaciones, en caso de que estén en un lugar donde puedan decidir su alimentación. No es adecuado veranear en casa de los suegros y tener que quedar bien con ellos, o encontrarse de viaje y no poder acceder a preparar los caldos, en caso de que se haya optado por un semiayuno. Lo mejor es estar relajado en un lugar y poder decidir si descansar o realizar algún tipo de actividad. Pero vuelvo a repetir que esto solo es posible para una minoría privilegiada, o bien personas que valoran su vida de una forma diferente y única. Para el resto de las personas, el ayuno queda incorporado a su día a día. En muchos casos, por su nivel de estrés o ansiedad, casi es necesario que sigan trabajando, para poder desconectar la mente de sus necesidades vitales.

¿QUÉ OCURRE DURANTE EL AYUNO?

Los efectos del ayuno son muy beneficiosos; sin embargo, todos requieren su proceso. A continuación destaco algunos de los fenómenos que ocurren durante el ayuno.

RALENTIZACIÓN DE LOS TIEMPOS

En los primeros días la mayoría de las personas relatan que se encuentran muy bien, incluso que tienen más energía que antes. Es fácil que al principio podamos tener la sensación de que vemos la vida de otra forma. Tomamos cierta distancia respecto de algunos problemas; es como si pudiéramos observar desde otro ángulo todo lo que ocurre. Esto es normal; solamente hay que hacerlo todo más despacio, aceptar que estos síntomas se están produciendo y esforzarse para que la debilidad y el cansancio, si fuera el caso que los sintieras, no te dominen. El cuerpo, hasta ahora acostumbrado a pedir comida y a que se la den, tiene que reajustarse y encontrar las nuevas fuentes de las que abastecerse de energía. Y, mientras halla de nuevo el camino para autoabastecerse, su fuerza vital experimenta un ligero descenso. Muchos dirán que son los síntomas que indican el principio de la muerte por inanición, aunque realmente no es esto lo que ocurre. Tal como estamos nutridos, es muy difícil o casi imposible que, con un ayuno estándar, una persona con una constitución y una salud normales pueda tener problemas.

Ante la sensación de relajación que manifiesta el cuerpo, es aconsejable que te tomes las cosas con calma; así facilitarás tu recuperación física y conseguirás un gran bienestar corporal y anímico. Aprovecha este tiempo, por ejemplo, para respirar profundamente y meditar. Déjate guiar por las sensaciones y no dejes de hacer las cosas, pero actúa más tranquilamente. Tienes una oportunidad única para conseguir estar en el aquí y el ahora, sin ninguna pretensión más. En esta sociedad, en que se penaliza tanto la inactividad y en que nos cuesta tanto estar en el presente y no revisar constantemente el futuro o el pasado, es importante que experimentemos períodos de tranquilidad y que disfrutemos del momento en el que nos encontramos. Durante el ayuno la mente se relaja y tenemos una buena ocasión para practicar la presencia en el momento; si te es posible, sé consciente del aquí y ahora a lo largo de todo el día.

Si tienes dudas o es la primera vez que haces un ayuno, lo más aconsejable es que lo lleves a cabo guiado o aconsejado por un médico. En caso de que te sobrevenga un gran cansancio, puedes pedirle a esa persona que está dirigiendo tu ayuno que te aplique terapias alternativas energéticas, con el fin de que puedas recuperar la vitalidad. Este bajón acostumbra a tener lugar cuando la persona está sometida a unos niveles de estrés tan altos que, al parar, le ocurre lo mismo que cuando vamos desbordados y de pronto decidimos tomarnos unas vacaciones: pasamos unos días más bajos, porque aflora todo lo que habíamos acumulado mientras llevábamos el cuerpo hasta sus límites. Esto, claro está, si tenemos suerte, porque a veces apretamos la rosca más de la cuenta y, al no parar cuando toca hacerlo, la acabamos rompiendo. Esto es exactamente lo que les sucede a algunos pacientes que no hacen caso de los consejos o que, sencillamente, priorizan el trabajo por encima de sus vidas. No siempre es fácil hallar el término medio, pero hay que buscarlo.

PÉRDIDA DE PESO

Durante el ayuno resulta evidente que el primer efecto visible es la bajada de peso. Esta reducción depende de cada persona, de su metabolismo y de algunos condicionantes psicológicos, pero es obvio que al no comer y eliminar grasas se llega incluso a bajar varias tallas de ropa. La pérdida de kilos puede ser visualmente alarmante, sobre todo para el entorno del paciente.

La cantidad de grasas que se pierden viene determinada por la constitución de la persona. Hay algunos que adelgazan mucho rápidamente y lo siguen haciendo hasta el final del ayuno y otros en cambio no lo hacen de manera tan acusada. Los primeros posiblemente tenían una mayor acumulación de grasas y, al entrar en el ayuno, su cuerpo reaccionó rápidamente, consumiendo todas las disponibles; además, estas personas pueden tener una mayor facilidad para ir soltando memorias, como mencioné anteriormente. En otros casos es más difícil perder kilos, bien porque son individuos ya de por sí delgados y no cuentan con grandes depósitos de grasa que eliminar, bien porque su cuerpo se resiste a adelgazar por diversos factores psicológicos.

En cualquier caso, el metabolismo empieza a hacer el trabajo interior de conseguir energía para su funcionamiento habitual y cuando no la encuentra a través de la ingestión de alimentos, la consigue acabando con las reservas corporales. No hay que alarmarse si se adelgaza rápidamente.

Uno de los efectos secundarios beneficiosos de perder el peso y el volumen que nos sobran es que nos resulta más fácil respirar mejor. A las personas obesas y con sobrepeso les suele costar respirar y por tanto oxigenarse; esto hace que tengan más dificultades para estar despiertas. La presión abdominal y la grasa acumulada debajo del diafragma dificultan la capacidad del pulmón para funcionar óptimamente; esto lleva, con el tiempo, al cansancio.

MEJORA DE LA MOVILIDAD FÍSICA

Al aligerar el peso de las articulaciones y los huesos, disminuye el riesgo de fracturas, luxaciones y esguinces. Esto tiene lugar no solo por la pérdida de kilos, sino también por la profunda desintoxicación hepática que se lleva a cabo. La medicina tradicional china dice que el hígado nutre de sangre la musculatura y los tendones, y que si está bloqueado, la sangre no fluye tan bien, lo que da lugar a una mayor rigidez, y como consecuencia facilita las lesiones.

El hígado particularmente se bloquea con las emociones. Esto origina un estancamiento que provoca que su energía no fluya y que se caliente; la energía queda tan bloqueada que este calor golpea al corazón, lo que a veces ocasiona la muerte. Esto es lo que explicaría por qué deportistas profusamente monitorizados pueden en un momento dado morir de manera fulminante de un ataque al corazón. Actualmente los futbolistas, por ejemplo, reciben mucha presión mediática, del club, de la afición, y eso les genera una gran tensión en el hígado. La cantidad de bajas motivadas por esta situación es hoy día superior a antaño.

Uno de los efectos del sobrepeso es que sobrecargamos el motor de nuestro cuerpo. No es lo mismo tener que mover un cuerpo de sesenta kilos que otro de ciento veinte, con la diferente energía y desgaste que ello conlleva. Cuando las articulaciones, ligamentos y huesos se encuentran sometidos a una gran presión, por la cantidad de peso que tienen que mover diariamente, es fácil que puedan lesionarse. Por lo tanto, la pérdida de peso mejora la movilidad y disminuye el cansancio, ya que no es necesario tanto esfuerzo para mover el cuerpo. Esto reduce el riesgo de lesiones y se produce una mejora del funcionamiento cardiovascular.

La presión sanguínea se reduce, ya que no hay tanta oposición a la circulación de la sangre, y el cuerpo encuentra aligerado su trabajo, al no tener que mover un volumen tan grande ni llevar sangre constantemente al aparato digestivo y excretor para realizar digestiones pesadas.

Las personas que toman pastillas para la tensión las dejan por sí mismas, al darse cuenta de que esta se reduce notablemente. La tensión arterial se afloja.

Está documentado que el ejército estadounidense ha realizado pruebas para saber cómo se organiza el cuerpo en condiciones extremas. En situaciones de carestía total de alimentos, genera una serie de sustancias enzimáticas que constituyen una especie de plan de emergencia, como un sistema que activa un plan B en el que la energía se canaliza solamente a los órganos vitales para garantizar la supervivencia. El cuerpo funciona así como una fábrica que en época de crisis cierra las líneas de producción secundarias y deja solo funcionando la principal, los órganos vitales. El objetivo es ahorrar energía y dedicarla a las funciones esenciales para el mantenimiento de la vida. Una vez que se ha avanzado en el ayuno, la sangre fluye más lentamente; da prioridad a unos órganos por encima de otros y hay una relajación general que permite que se produzca un descenso de la tensión arterial. En el caso de aquellos que sufren de hipertensión o tensión ocular, algo tan sencillo como no comer se convierte en una solución temporal para conseguir un ritmo sanguíneo más acorde con un estilo de vida más saludable. (La solución será temporal a no ser que la persona adquiera mejores hábitos después del ayuno, en cuyo caso puede ser permanente).

MENOS CALOR, MÁS FRÍO

Al tener el organismo menos disponibilidad energética, el calor se centra en las funciones vitales. Es curioso que durante el ayuno muchos pacientes comenten lo frías que se quedan sus extremidades. Los dedos de las manos y los pies pueden llegar a estar helados o casi sin circulación en algunos momentos del día. Y es que la circulación sanguínea se centra en órganos como el hígado, el páncreas y el corazón, y llega con menor intensidad a los dedos. El cuerpo realiza así un ajuste de temperatura que conlleva una pérdida de calor, ya que economiza las reservas calóricas. Durante el ayuno es importante mantener calientes zonas como los riñones y el hígado, que se encargan de la evacuación de las toxinas. Es aconsejable tomar bebidas calientes e incluso aplicar compresas templadas en la zona lumbar, lo cual constituye una manera de reforzar el proceso y hacer que el cuerpo se encuentre más a gusto. En general, como se van perdiendo todas las grasas, se suele tener más frío. Por lo tanto, es importante que vayamos abrigados o con ropa suplementaria cuando salgamos de casa.

Las personas que acostumbran a ser calurosas de pronto se ven desbordadas por esta sensación de frío; más que sufrirlo, lo disfrutan, hasta el punto de que en el siguiente ayuno están deseando volver a vivir la experiencia de la desaparición de la sudoración.

Curiosamente, la hiperhidrosis de las manos y los pies desaparece, lo cual deja muy gratamente sorprendidos a todos aquellos que la sufren.

El verano transcurre mucho más ligero y feliz para todas estas personas.

PUEDEN CESAR LAS DEPOSICIONES

La mayoría de las personas que empiezan el ayuno experimentan una detención del peristaltismo, y por tanto de las deposiciones físicas. Otras, en cambio, se sorprenden de continuar defecando a lo largo del proceso, ya que solo están ingiriendo caldos y líquidos. Puede darse un caso u otro, en función del individuo. El hecho de que el peristaltismo continúe es indicativo de que el cuerpo sigue desechando lo que le sobra, independientemente de que la persona haya detenido el consumo de alimentos. Esto muestra que los intestinos no están demasiado mal y que prosiguen el proceso de limpieza, hasta que consideran que están totalmente limpios. Lo más común es que el cuerpo detenga esta función, ya que no existen estimulantes como la masticación o la ingestión de alimentos para que se lleve a cabo el proceso, aunque sigan existiendo depósitos y bolsas de gases y suciedad en los intestinos.

Muchas personas deciden aplicarse enemas de agua o hidroterapias de colon. Es el mejor momento para llevarlos a cabo, pues no hay alimentos que puedan interferir en el proceso.

También se puede reforzar la expulsión de toxinas por la orina, a través de la hidratación permanente del organismo por medio de agua, infusiones hepáticas o digestivas, etcétera.

Algunas personas expulsan por la orina algo semejante a tierra o barro. Y es que durante el ayuno el cuerpo aprovecha para eliminar el máximo de acumulaciones de todo tipo.

Aparición de halitosis

En cuanto detenemos la ingesta de alimentos para que el cuerpo pueda proceder a su depuración, el aliento empieza a oler mal (halitosis). Adquiere un olor fétido, de putrefacción, debido a la cetosis que se desencadena con el ayuno. Dicha putrefacción no se notaba hasta el momento, mientras funcionábamos de manera normal comiendo, digiriendo y eliminando desechos, aunque ya estuviera presente. Pero ahora se empiezan a desechar toxinas y todos los conductos revelan la situación interior. Ocurre algo similar a cuando limpiamos las cañerías de un lavabo, o a cuando realizamos la limpieza de un fregadero: en cuanto paramos el flujo de agua y abrimos los conductos, sale de las tuberías el olor intenso de la descomposición de los restos acumulados. Puedes mitigar estos síntomas característicos del ayuno enjuagándote con colutorios naturales y realizando una correcta higiene bucal, aunque es fácil que no se eliminen del todo mientras no reemprendas la ingesta normal de alimentos.

INCREMENTO DE LA SUDORACIÓN

Algunas personas que curiosamente nunca sudan tienen lo que se dice en medicina tradicional china escapes de *jing* o de *qi* vital. Es como si una parte de la vida se acabara y se escapara.

Esto también es una forma de eliminar toxinas, pero nada que no se pueda arreglar con un buen baño caliente, sobre todo para los riñones y el hígado, los cuales hay que cuidar especialmente durante este período.

REAPARICIÓN DE SÍNTOMAS DE ENFERMEDADES

Los problemas que se manifiestan en un ayuno ya preexistían. Es decir, si uno está un poco enfermo, se revelarán algunos síntomas, y si uno tiene problemas más graves, puede sufrir espasmos y pequeñas manifestaciones erráticas, que evolucionan durante el tiempo del ayuno hasta acabar desapareciendo.

Algunas personas pueden evocar, si han pasado por varios procesos de una enfermedad, algo así como sombras y fantasmas del pasado, que a veces se muestran de una forma liviana para luego desaparecer sin más.

Muchos no están preparados para estos recuerdos del pasado, aunque se manifiesten de forma ligera. Sin embargo, la mejor manera de llegar al fondo de la sanación es ir sacando todo aquello que permanece oculto en nosotros, pues constantemente ocultamos de forma artificial lo físico y también lo emocional.

Hemos venido a esta vida a conocernos y es obvio que esconder lo que somos, ante nuestros propios ojos y los de los demás, hace que quede una parte oscura en nosotros, a la cual algún día tendremos que regresar para sanarla. Así pues, si quieres sentir la libertad, suéltalo todo; así aprenderás a no juzgar a nadie, ni siquiera a ti mismo. Vive siendo quien eres sin miedo. Hay que tener fe en lo aparentemente imposible y más cuando eres capaz de llevarlo a cabo.

EL PROCESO BIOQUÍMICO SE MODIFICA

Nuestro cuerpo suele recibir el aporte calórico y nutricional que necesita a través de tres principios inmediatos: los glúcidos (azúcares o hidratos de carbono), los lípidos (grasas) y las proteínas. También son necesarias las sales minerales y las vitaminas. Estos principios inmediatos son asimilados de distinta forma a través de nuestro aparato digestivo y realizan el proceso conocido como ciclo de Krebs, a partir del cual se transformarán en la energía que nuestro organismo necesita.

Durante el ayuno, el principal combustible son las grasas. En la primera fase, el primer día se consume la glucosa corporal y los hidratos de carbono —unas mil doscientas calorías—; en un inicio la glucosa de la sangre y después la almacenada en el hígado y en los músculos. Durante las primeras veinticuatro a cuarenta y ocho horas, la persona que realiza el ayuno consume aproximadamente el cinco por ciento de los hidratos de carbono del organismo. Después de esta primera fase puede experimentarse una sensación de mareo o de astenia, pero no siempre ocurre. Cuando el sistema nervioso central se encuentra sin glucosa, genera unos mecanismos compensatorios, como un aumento de la actividad en el sistema nervioso simpático, que es el responsable del incremento de la actividad general corporal en condiciones de estrés. Por lo tanto, es fácil que aumente la presión arterial y la frecuencia cardíaca. En esta fase no se suele perder peso.

En la segunda fase, el organismo entra en hipoglucemia y se consumen principalmente grasas. Las reservas de grasa se pueden llegar a consumir hasta en un setenta y cinco por ciento y las de proteínas, de un diez a un veinte por ciento. Se puede permanecer en esta fase hasta unos cuarenta días. La misma hipoglucemia fomenta el consumo de grasas al estimular el hipotálamo, las terminaciones nerviosas, el páncreas y las glándulas suprarrenales. Las proteínas se consumen durante pocos días y su consumo decrece conforme avanza el tiempo. El ayuno también provoca la estimulación de ciertas hormonas, que actúan sobre el tejido adiposo produciendo ácidos grasos; entonces tiene lugar una disminución de la capacidad respiratoria y se desarrolla la cetosis (el cuerpo deja de utilizar los glúcidos como fuente primaria de energía y los sustituye por las grasas).

La tercera fase constituye el límite del ayuno, ya que se empiezan a consumir proteínas imprescindibles. Si no se cesase en este punto, empezaría la inanición. Suele volver el hambre, porque el cuerpo ha consumido todas sus reservas y se debe comer.

Cada persona es distinta y hay que escuchar al cuerpo e ir siguiéndolo y acompañándolo para ver en qué punto se encuentra; esto es necesario para poder ayudarlo correctamente. Siempre, y repito siempre, el ayuno debe llevarse a cabo acompañado por un especialista.

PRINCIPALES BENEFICIOS DEL AYUNO

UNA NUEVA OPORTUNIDAD

E l ayuno aporta muchísimos beneficios. Cualquier persona que no se cuide mínimamente necesita llevar a cabo un ayuno, pues el cuerpo, la mente y el espíritu siempre van a necesitar una retirada a tiempo de un mundo invadido por placeres terrenales de todo tipo, la dureza psicológica diaria y, cómo no, la desconexión espiritual latente.

Mediante un simple ayuno puedes darte de nuevo la oportunidad de centrarte y saborear la vida con conciencia. Puedes realizar un *reset*; detenerte a observar los excesos de información de todo tipo que te están llevando al agobio permanente y que te apartan de tu esencia como humano. También puedes realizar un *reset* de tu personaje, de este personaje que adopta las posturas, pensamientos y herramientas de otros sin ni siquiera haberlo elegido. Puedes despertar de forma verdadera a quien eres y saber lo que quieres, lo que buscas, el sentido que le das a tu vida, a tu existencia. ¡De pronto tienes la oportunidad real de conocerte a ti mismo! Esto no tiene precio y solo lo puedes hacer tú. Es imposible comprarlo y guardarlo en un armario como si fuese un bote de pastillas o un libro. Sencillamente, vives tu propia experiencia.

Se dice que todo se puede comprar, menos la emoción de la experiencia. Muchos hemos buscado la posibilidad de conocernos a nosotros mismos a partir de la astrología, el diseño humano o la numerología. Estas son herramientas fantásticas que te dan una pauta de quién eres y por qué te comportas como lo haces, por qué vives las situaciones que vives y no otras; te ayudan a comprenderte ti mismo. Son claves imprescindibles que siempre recomiendo a mis pacientes, pues les dan paz y les ayudan a aceptarse tal como son. Porque, como mi maestro decía, no cambiamos nunca; nacemos, vivimos y morimos e incluso después de muertos tenemos el mismo carácter. Lo único en lo que cambiamos es en la manera como gestionamos nuestras aptitudes ante los desafíos de la vida, pero nuestros ramalazos no nos abandonan y se manifiestan en algún momento. De ahí el famoso consejo de que tengas paciencia contigo mismo, aceptes, te perdones y olvides, y sigas sin tregua hacia delante.

No hay nada más que decir. Solo reiterar que el ayuno constituye una oportunidad maravillosa.

Por otro lado, con el ayuno te sentirás limpio y en calma por dentro; tu organismo habrá saneado todos sus circuitos y estará listo para ponerse de nuevo en marcha. Tendrás una nueva conciencia y comerás alimentos que serán beneficiosos para tu respiración, tu piel, tu pelo, tus intestinos, etcétera.

El *RESET* FÍSICO
Depuración y limpieza

El principal y primer beneficio de realizar el ayuno, como he comentado con anterioridad, es que se relaja el sistema nervioso central, el cual se encuentra normalmente en alerta, en un estado de estrés contenido, ambiental y metabólico. Pero, sobre todo, el ayuno depura y limpia el organismo.

En nuestro estilo de vida occidental priman la opulencia, la abundancia en la alimentación, la contaminación ambiental (que modifica nuestro campo electromagnético) y las tensiones de una sociedad que quiere ir más deprisa que el tiempo. Todo ello provoca un estrés crónico, mental y físico, que se une a que el cuerpo cuenta con una cantidad excesiva de productos artificiales que debe desechar. Cuando le resulta imposible hacerlo, se inflaman las células, se acumulan las toxinas, diversos órganos se bloquean y el cuerpo enferma.

En nuestro primer mundo hay mucho colapso metabólico. Una de sus causas es el abuso alimentario al que nos sometemos cuando nuestra dieta está formada principalmente por azúcar, grasas, carbohidratos o alimentos con mucha sal. Esto hace que se disparen los niveles de colesterol, de ácido úrico, la tensión arterial, la acidez en la sangre, etcétera. Un tipo de alimentación rica en proteínas, cereales refinados y azúcares, en lugar de otra cuyo eje sean las verduras y las frutas, provoca acidez en la sangre, cuyo pH resulta alterado.

Tomar estimulantes como el tabaco, el café y el alcohol, junto con un ritmo de vida acelerado que genera estrés diario, refuerza esta acidez, lo que da lugar a desajustes y perturbaciones en el metabolismo.

Otro de los problemas que se observan en algunas personas es que abusan de la carne, de la proteína animal. Esta proteína da lugar a muchos residuos y cuesta mucho realizar su metabolización, de modo que el cuerpo se sobrecarga de trabajo. La proteína que no puede ser gestionada inflama los órganos internos de una forma permanente.

Actualmente la mayor parte de la población urbana padece todo tipo de desequilibrios debido al hecho de que su organismo está extremadamente ácido. Los síntomas principales son pérdida de energía, irritabilidad, desajustes intestinales, estreñimiento, ojos lacrimosos, neuralgias, sobrepeso, irritaciones cutáneas, insomnio, dientes sensibles, encías inflamadas y caída de pelo, entre otros.

¿Qué ocurre cuando acumulamos toxinas y el hígado y los riñones no las pueden eliminar ni depurar? Nuestro cuerpo las envuelve en grasa para aislarlas y las almacena, y así se crean los quistes, los lipomas y los nódulos, que no son más que acumulaciones localizadas de desechos que no hemos podido eliminar. Durante el ayuno lo primero que hace el cuerpo es consumir estas reservas; por eso la pérdida de peso es tan patente.

Las reservas son necesarias según el tipo de actividad que se desempeña. Una persona que pasa una gran parte de su tiempo delante del ordenador no necesita la misma cantidad de reservas que otra que se dedica a las mudanzas o al transporte de muebles. El lugar geográfico también ejerce su influencia. En países de clima cálido, como Ecuador o Tailandia, son necesarias las reservas, pero hay que ver cuáles. Ahí lo que necesitas es hidratarte constantemente, porque el cuerpo, ante el calor, sufre una gran pérdida de agua. Sin embargo, si nos encontramos en Alaska en pleno invierno y vamos a salir a limpiar la nieve acumulada en el camino con una pala, por ejemplo, necesitamos otro tipo de reservas. Así pues, es necesario que tengamos en cuenta el clima de nuestra área geográfica, la época del año y la clase de actividad que realizamos para ver qué tipo de reservas necesitamos.

No debemos confundir las reservas con la potencia muscular. Una cosa son las reservas (grasas) y otra muy distinta es tener la energía circulando por todo el cuerpo. Aquí es donde entra en juego la calidad de los alimentos que ingerimos.

La depuración se realiza sobre todo a través de cuatro órganos principales: el hígado, los riñones, los pulmones y la piel.

El hígado es el laboratorio del cuerpo. Es el órgano que sale más beneficiado de cualquier ayuno.

Con respecto a los riñones, la principal vía de eliminación de desechos es la orina. Aunque dejamos de comer, no dejamos de beber durante el ayuno. Al contrario; aumentamos la ingesta de agua en los ayunos propiamente dichos, y de licuados y caldos cuando realizamos un semiayuno. Lo contrario sería contraproducente. Como he indicado anteriormente, el proceso que tiene lugar durante el ayuno es similar al que se produce cuando una empresa cierra para hacer inventario: mientras se lleva a cabo la revisión de los *stocks*, no hay producción. Y la porquería se tira al torrente. La mayor parte de los elementos que nos sobran se van con la orina; por consiguiente, esta puede ser oscura y presentar restos y pequeños elementos sólidos, lo cual es indicativo de que se está realizando la depuración.

Cuando la desintoxicación se produce sobre todo a través de los pulmones se manifiesta principalmente como mal aliento; también puede darse el caso de que aparezca mucosidad.

Por otra parte, normalmente pasamos por alto el hecho de que la piel es un órgano que permite la depuración de toxinas. Nuestro cuerpo también respira por la piel, pero frecuentemente lo impregnamos de cremas, jabones y desodorantes que alteran su pH e impiden su transpiración. A través del sudor se eliminan sustancias de desecho. Esto puede provocar un fuerte olor corporal. Este olor tan desagradable indica el intento de neutralizar y destruir las sustancias tóxicas. Suele aparecer sobre todo durante los primeros días del ayuno, en que predomina la destrucción de toxinas y su circulación por la sangre, para su posterior eliminación a través de los diversos órganos. Esto redunda en que la piel mejora de un modo evidente y se vuelve más suave e hidratada. Hay pacientes que manifiestan que se reabsorben quistes de grasa, forúnculos y orzuelos. Se mejora la circulación sanguínea y se van eliminando todos los excedentes acumulados en el cuerpo. Las enfermedades de la piel pueden atenuarse o incluso remitir completamente, ya que al depurarse, los órganos funcionan mejor a la hora de solucionar la acidez, de modo que no es necesario expulsarla por la piel.

¿Por qué es tan importante realizar la depuración? Cuando el cuerpo se ve sometido a una presión excesiva, una inflamación de las células o una acumulación de toxinas, se colapsa y enferma. Ya se sabe que en el primer mundo hay mucho colapso metabólico. Ante la saturación y la enfermedad, el organismo pide a gritos descansar, parar y organizarse con el objetivo de poner en marcha sus defensas. Por eso debemos hacer una limpieza en algún momento, una parada técnica que nos permita eliminar material sobrante y *reiniciar* todo el sistema.

Hay que recordar que también el sistema inmunitario tiene su oportunidad de reorganizarse y volverse más eficaz. En muchas ocasiones ocurre que, con el ayuno, el sistema inmunitario reconoce de nuevo al individuo.

La enfermedad es el caos; es la alteración de un funcionamiento corporal normal. Cuando el cuerpo está saturado o no puede encargarse de las toxinas o los patógenos, se detiene y se pone enfermo. Cuando sufrimos enfermedades víricas como la gripe, normalmente no nos apetece comer nada; realizamos un parón de modo natural e intuitivo. Pero en el caso de enfermedades graves, como el cáncer, la limpieza y el *reset* son básicos para poder restablecer el orden.

¿Recuerdas lo que te conté de los animales? Lo primero que hacen cuando están enfermos es dejar de comer; con ello evitan el exceso de trabajo al organismo, para que pueda enfrentarse a la nueva situación y salir de ella con éxito. Cuando el cuerpo necesita dedicar su tiempo y atención a sanarse, no puede dedicarse a procesar y sintetizar los nutrientes. Esto supone un sobreesfuerzo, y este es el motivo por el que normalmente se nos quitan las ganas de comer cuando enfermamos. Cuando una secretaria tiene la mesa llena de papeles, llega un momento en que no puedes darle más trabajo, porque se colapsaría. Lo mismo ocurre con nuestro organismo.

El cuerpo humano busca constantemente el equilibrio dentro del caos. La homeostasis, o capacidad innata de curación del cuerpo, permanece activada de forma más consciente durante el ayuno. No por ello la enfermedad o el caos son algo pernicioso; forman parte de la vida, en la que experimentamos los límites de nuestra fortaleza física, y de nuestras decisiones sobre cómo queremos vivir. Forman parte del estado natural del cuerpo en su búsqueda constante del ser.

Cada ayuno es distinto. Cada persona lo vive de un modo diferente y recibe información diferente, porque su situación es única y cada cuerpo tiene unas necesidades específicas. Puedo relatar casos muy distintos con respecto a los efectos del ayuno en pacientes durante su etapa de limpieza. Por ejemplo, a veces, a pesar de que la persona no ingiere prácticamente nada o solo caldos, el peristaltismo continúa, como he dicho anteriormente; en cambio, en otras, se detiene. Así pues, cada caso es único; los efectos dependen de cuáles sean las circunstancias individuales en cada momento. Nuestro cuerpo es sabio y decide lo que necesita a cada instante; solo hay que darle la oportunidad de hacer limpieza y escuchar lo que nos dice.

A veces no podemos alejarnos de un entorno contaminado en exceso porque constituye nuestro hábitat. Tampoco resulta fácil cambiar el ritmo que nos impone nuestra vida profesional, las presiones a las que estamos sometidos y las prisas, que nos llevan a querer hacer en veinticuatro horas aquello para lo que necesitaríamos cuarenta y ocho. Sin embargo, lo que sí podemos hacer por nuestra salud es llevar a cabo un ayuno de vez en cuando que nos permita realizar una buena limpieza del organismo y un cambio de alimentación.

Para muchas personas esto puede constituir un auténtico *reset* de su sistema.

Relajación y autorregulación

Cuando se reduce o elimina la actividad de la síntesis metabólica, se ralentiza el trabajo del aparato digestivo; en el momento en que eso sucede la mente, al haber menos trabajo físico que realizar, también se puede relajar. Al llegar menos energía al cerebro, porque está concentrada en los órganos vitales, disminuye la intensidad cerebral, esa intensidad que se activa subconscientemente con el estrés diario. Y lo mejor es que la mente deja de controlarlo todo de forma constante. Es como bajar la intensidad de un generador. Esta liberación de tensión produce un estado de bienestar que muchas personas encuentran inusual, particularmente si consideraban que, al estar privado de alimentos, el cuerpo debería encontrarse muy mal. Sin embargo, esta liberación es muy lógica, ya que le estamos dando un merecido descanso a la mente y a muchos órganos que trabajan sin parar.

Al conseguir el cuerpo autorregularse, a veces desaparecen síntomas que estábamos experimentando en la vida diaria. En muchos casos se acaba con el insomnio y hay personas que dejan de necesitar la ayuda de pastillas para controlar sus problemas. Como les digo a algunos pacientes, yo no le quito las pastillas a nadie; es el médico quien lo hace cuando dejan de necesitarlas. La autorregulación es muy evidente en casos de estreñimiento, puesto que la depuración, la limpieza y la reorganización de la dieta permiten normalizar el tránsito intestinal.

EL *RESET* ANÍMICO Y MENTAL
Cuando comemos para suplir carencias

Como he comentado, por medio del ayuno no solo dejamos el cuerpo limpio; no nos limitamos a efectuar una parada técnica para revisar la maquinaria. Constituye también un entrenamiento de la voluntad, sobre todo en el caso de las generaciones actuales, acostumbradas al bienestar y la abundancia material.

Durante el ayuno el cuerpo se relaja y es más fácil conciliar el sueño. Asimismo, las contracturas se destensan. Las personas que tienen una mente beligerante y negativa entran en un estado más contemplativo; ya no tienen tanta fuerza para pensar o juzgar. Realmente se drenan las emociones.

También es cierto que hay quien no pierde peso con el ayuno. Su cuerpo está acostumbrado a no consumir reservas, a no consumir recuerdos. Además, suelen tener creencias tan fuertes que no pueden prescindir de estas reservas.

Estas creencias están incrustadas en las grasas que cubren sus recuerdos. Siempre digo que cada michelín es parte de una memoria emocional. El metabolismo cambia por las transformaciones personales y los variados impactos que recibimos en la vida. No querer ver, a estas alturas, que las emociones y el metabolismo están estrechamente ligados es cerrar los ojos y no querer ver lo evidente. Tanto cuando pierdes peso como cuando lo ganas, está ocurriendo algo importante en tu vida.

La alimentación adquiere tanto poder porque lo que peor llevamos los humanos son las emociones. Son todos los placeres vitales los que adquieren poder: la comida, el sexo, la acumulación de recursos... Es en estos placeres donde hay más vicios ocultos, porque es tras ellos donde está volcada la parte humana de nuestra existencia, la más débil. Consideramos el sexo y la comida como partes inconfesables llenas de secretos, ocultos al resto. Hay gente que, en estos ámbitos, sufre por carencia, mientras que otros sufren por exceso. En general, los humanos no hemos podido trascender el sexo y la alimentación porque hay, tras ellos, muchas emociones alojadas.

Y la emoción va vinculada al placer. Las sustancias químicas que libera tu cuerpo que te generan placer pueden generar también adicción.

Nos sobrealimentamos y sabemos que no es bueno, pero cuando hablamos de comida, hablamos de emociones en estado puro. Eso lo saben los mejores chefs del mundo.

Mucha gente, cuando sufre un gran disgusto o quiere compensar miedos, acude enseguida a la caja de galletas. Es su consuelo, un consuelo que resulta especialmente tentador cuando se está haciendo una dieta. De puertas afuera hay que comportarse, y más cuando tu entorno sabe que estás comiendo menos y no todo lo que te gustaría, así que frecuentemente, cuando vuelves a casa y te encuentras en tu guarida, te entra el «ataque de la Pantera Rosa» y te acercas a la despensa sigilosamente, pero el inoportuno crujir de la dichosa bolsa de patatas, o de lo que fuere, llama la atención de algún otro habitante de la casa, que te recordará que estás haciendo dieta. Pero si no te descubren, gozas de ese momento de placer íntimo en que nadie puede ver cómo comes todos los alimentos prohibidos por la sociedad.

Os podría relatar muchísimos casos de personas que se han hinchado a patatas, botes de crema de cacao con avellanas, helados o kilos de lo que sea sin atender a las consecuencias. La insatisfacción, la falta de confianza y de amor, la inseguridad es lo que en esos instantes puede con la persona... Quizá con un abrazo y un poco de comprensión se arreglaría todo. La interminable falta de amor hacia nosotros mismos nos lleva a los excesos, y llegamos así muchas veces a una bulimia exenta de vómito. Esto lo viven las personas que piensan, juzgan y están demasiado en su mente y se niegan a sentir. Sentir les hace daño.

Porque, al final, ¿qué es la grasa? Es un reflejo de nuestros miedos. La grasa es un sistema de protección del cuerpo que envuelve las emociones, como ya he dicho. Funciona como el anillo de un árbol. Si hiciéramos una disección de nuestro tronco como si fuera el de un árbol, veríamos que cada capa de grasa corresponde a un estado anímico que hemos experimentado a lo largo de la vida. Así como los anillos de los árboles muestran las épocas en que han tenido más agua y se han desarrollado más o han sufrido escasez, las grasas corporales menguan o se incrementan según el estado anímico de la persona. Porque las grasas no solo protegen del frío o las tempestades, sino que también envuelven las emociones en épocas de inestabilidad e incertidumbre.

Por eso, los individuos más gruesos son los más sensibles, los que más se protegen del exterior, los que cubren más sus emociones. Y es que el volumen corporal está estrechamente relacionado, en ocasiones, con la sensibilidad, con la manera como la persona se relaciona con el mundo. La grasa da un estado de tranquilidad por las reservas que acumula y por el relax que se siente al llevarse algo placentero a la boca. Generalmente, las personas más gruesas son más bonachonas, más tranquilas. En el mundo animal, los elefantes son un claro ejemplo de esto: son grandes y voluminosos, pero se asustan con facilidad.

Por esta razón a través del ayuno también se consigue deshacer bloqueos y emociones enquistadas. Si cada depósito de grasa encierra una emoción, al deshacerse los depósitos se liberan esas emociones.

A pesar de lo que pueda parecer, los depósitos grasos más importantes no son los michelines o las pistoleras, sino los que se encuentran alrededor de los órganos vitales, como los riñones o el corazón. Estas grasas son las que presionan estos órganos y obstruyen las arterias. Se crean al comer demasiados alimentos de mala calidad o al alimentarse en exceso. Es cierto que las células necesitan grasa para poder vivir, pero cuando estos depósitos están sobrecargados, crean un desfallecimiento latente; son una de las principales causas del cansancio que sufrimos habitualmente.

Esta situación es frecuente en el primer mundo. No solemos hacer caso de lo que nos pide el cuerpo y comemos sin hambre, a pesar de estar enfermos, por miedo a dejar al cuerpo sin alimentos durante algunos días.

Observemos los carros que llena la gente en el supermercado y el tipo de productos que llevan. Se come mucha comida preparada, muchos postres lácteos, latas de *delicatessen*, fiambres, dulces y bollería. Todos hemos comprado estos alimentos, y muchos lo siguen haciendo con frecuencia.

Lo primero que hicimos al nacer fue respirar. Comer fue lo segundo a lo que nos dedicamos instintivamente. Pero comer adquiere una gran relevancia en nuestra vida, porque detrás de la comida está nuestra madre. Por cierto, cabe decir que los azúcares de la leche materna no se digieren y facilitan la presencia de la flora, bacterias beneficiosas, etc., que procuran un medio intestinal adecuado.

Todo ello nos conecta al dulce. Los humanos estamos muy vinculados a los hidratos de carbono: al pan, la *pizza*, los cereales, que se convierten en azúcares... Incluso a los bebés se les mojaba el chupete en miel y se les daba un trozo de pan; se dormían chupando ese pan.

El dulce es una droga; te conecta con muchos momentos clave de tu existencia. Sin embargo, cada uno enmascara sus carencias con distintos alimentos que funcionan como drogas para nosotros. A veces estas carencias se enmascaran por medio de las drogas reconocidas como tales (cocaína, heroína, ácidos, tabaco...) y otras veces por medio de cualquier alimento que asociamos con un momento de placer en nuestra vida: el bocadillo de chorizo, las rosquillas de anís, la onza de chocolate después de comer, el café de las mañanas... Cada uno tiene su lado oscuro, sus miedos y sus tensiones, que intenta tapar de alguna manera, sobre todo por medio del consuelo y el placer que le proporciona la comida.

Muchas mujeres, cuando sufren ansiedad, ingieren de forma descontrolada azúcar, chocolate, etcétera. No lo hacen para castigar metabólicamente su organismo, aunque es lo que logran, sino que, tal como conciben el consuelo, se están queriendo de otra manera. Están satisfaciendo los deseos de placer de la mente, que pide más y más. ¿Tienes una gran bronca con tu marido, con tu jefe o con quien sea? Helado al canto. El azúcar proporciona una huida, una evasión, ante la incapacidad de afrontar la realidad. Con la ingesta de alimentos altamente calóricos y de azúcares estás malcriando la mente, que se encuentra así en un estrés constante; se ve envuelta en un trabajo continuo de juicio y comparación que no permite a la persona ser feliz ni aceptar las circunstancias por las que tiene que pasar.

Cada uno viene a experimentar su vida de una manera diferente y con un «chasis» que no es igual al de su vecino. Hay personas que cuentan con un Mini y otras que tienen un Mercedes. Cada uno debe saber cuáles son sus posibilidades. Hay mucha gente que se mantiene en su peso y hay quien tiene miedo de mostrarse como es, de modo que adquiere sobrepeso. Todo está bien; cada uno elige cómo quiere experimentar su vida.

Hay personas que aseguran que las engorda hasta la lechuga, pero la lechuga a veces funciona como una droga, ya que adormece el estómago. Realmente, su extracto se encuentra en muchas de las pastillas para dormir. Todo lo que ralentiza los intestinos ralentiza la mente.

Incluso la gente que come mejor tiene su punto débil. Es normal, somos humanos; la mente tiene sus debilidades y sus estrategias de autoengaño. Siempre les pregunto a mis pacientes: «¿Dónde rompes los platos?». A lo mejor comes bien pero después te tomas un litro de vodka los sábados. El cuerpo tiene sus necesidades: no solo es el azúcar o el gusto por algunos alimentos; también precisa una vía de escape si la persona no tiene sus emociones bien entrenadas.

Por ejemplo, hay mujeres que se reprimen en el sexo pero que después se atracan a bombones. Cuanto más te privas de unos placeres, más necesidad tienes de otros. Esto no es ni bueno ni malo; sencillamente es así.

Hemos de asumir que todos tenemos carencias y defectos. Incluso aquellos que están muy delgados por querer adecuarse a una imagen impuesta por la sociedad sufren por controlar tanto su alimentación y no poder disfrutar de los placeres de la comida. Eso no quiere decir que a todas las personas delgadas les ocurra esto; hay algunas que no tienen grasa porque su metabolismo es muy rápido o porque viven los placeres de la vida de un modo más equilibrado.

Es normal tener placeres o algún vicio. No todo es nutrición y sacrificio. Siempre digo que el fin de semana está creado para el café, la copa y el puro. Entonces estás con la familia; deja de controlar los alimentos. Antiguamente se comía el roscón, ¿cuándo?, el domingo. Ese día se tomaba pollo asado y el resto de la semana, legumbres. Se hacía por pobreza, pero era una costumbre inteligente.

El despertar de la intuición

Jean Pierre Garnier Malet comenta que si los adultos dejaran de influir en los niños con sus miedos, posiblemente no tendrían accidentes. Los niños intuyen los lugares de riesgo, los peligros, pero nuestro miedo como padres, como adultos, hace que les bloqueemos esta intuición y pasen a una situación de estrés donde tienen también miedo a perder el control de todo lo que no se percibe físicamente. En cambio, los animales conservan esta intuición. Cuatro kilómetros antes de las cataratas del Niágara no hay peces, porque ya intuyen el peligro del gran salto de agua. ¿Cómo es posible que sin haber pasado antes por allí ya sepan que existen estas cataratas, que pueden poner en peligro su vida? Los animales todavía mantienen esta conexión con la naturaleza que les hace percibir antes que pensar o juzgar. En cambio, los humanos, por el hecho de juzgar hemos obviado la conexión que nos permitía sentir o intuir. Es importante que la mente se vuelva a situar de nuevo al servicio del corazón, del sentir. A través del ayuno es posible recobrar paulatinamente esta conexión.

Por medio del ayuno puedes trascender estos miedos, aunque sea temporalmente, pues generas nuevos programas y tienes la posibilidad de activarlos cuando los necesites. Durante este período, en que se relaja la mente, el cuerpo mental está más ligero y no sientes tanto la densidad de los pensamientos; debido a ello, dejas de manipular constantemente la información. Tu mente quiere continuar manipulando, pero no puede. Yo podría estar constantemente ayunando, en el sentido de que el ayuno me deja en un estado mental que me permite sentir a mis pacientes y en un estado de conexión que me ayuda a entenderlos de forma muy rápida y a cualquier nivel. Quienes están realizando un ayuno también son más fáciles de tratar, ya que no están controlando constantemente sus palabras y actitudes; su humor es, en general, más apacible.

Tenemos que entender que siempre que haces un ayuno estás dentro de un tiempo sin tiempo. Es como si compraras ese tiempo para ganarlo para tu vida, como si pudieras girar ligeramente tu destino. Si ves que no te gusta tu vida o estás atascado en un mal momento, haz el ayuno ahora; no lo pienses.

¿QUÉ VAS A COMER
A PARTIR DE AHORA?

D espués del ayuno, la adaptación a los nuevos hábitos va a ser lo más importante en tu vida. Cómo tenga lugar esta adaptación dependerá del terreno que presentes, es decir, de las características de tu organismo y de tu metabolismo en esos momentos.

Las personas a quienes les resulta más útil el ayuno son aquellas que han integrado el concepto del equilibrio y la compensación. Algunas de ellas incluso adoptan el ayuno un día a la semana, por ejemplo el lunes; disfrutan así de sus extras el fin de semana. Las posibilidades de esta práctica son enormes, por el impacto a escala mundial en el ecosistema que generaría el hecho de que un día a la semana se parase de comer. Ello repercutiría positivamente en la salud de la gente en general, en la productividad de la comida, en los países más pobres, etcétera. ¡Podría suponer algo increíble!

Siempre, después de cada ayuno, miro una gota de sangre de la persona en el microscopio y busco las opciones que permitirán que esa persona adopte unos hábitos más saludables en su día a día.

Normalmente me inclino por la dieta disociada o «la antidieta» de Harvey Diamond, pues permite hacer una vida normal incluso socialmente hablando.

A grandes rasgos, consiste en lo siguiente: por la mañana, se trata de tomar fruta, a no ser que las características del individuo no lo hagan recomendable. Por ejemplo, no sería adecuado para las personas depresivas. También será recomendable o no en función de la acidez que se sufra, del grupo sanguíneo y de otros parámetros.

A mediodía normalmente se toman hidratos de carbono procedentes de un cereal de buena calidad, como puede ser alguno de estos: arroz integral, quinoa, cuscús de kamut, mijo, bulgur, etcétera, o bien legumbres, todo ello acompañado por verduras y ensaladas. Los cereales de calidad tienen la capacidad de ser absorbidos lentamente por el organismo; así pueden liberar su azúcar según la demanda de este. Esto mejora el rendimiento de la persona durante el día, pues es una ingesta más equilibrada; así evitamos la desestabilización generada por los picos de glucosa.

En cuanto a las cantidades, normalmente hablo siempre de verduras con arroz, no de arroz con verduras. Antes recomendaba que en el plato hubiese un treinta por ciento de cereal y un setenta por ciento de verduras (y mis pacientes expresaban su queja pertinente), hasta que descubrí que según la OMS en el plato debería haber un veinticinco por ciento de cereal y un setenta y cinco por ciento de verduras.

Todo ello regado con un buen aceite de oliva en crudo de buena calidad y acompañado de semillas e incluso algún fruto seco, en función de la época del año.

De postre no hay que tomar nunca fruta: el estómago es un saco y si la fruta queda encima, puesto que se digiere en diez minutos, fermenta, lo que da lugar a acidez.

El estudio del metabolismo ha demostrado que el páncreas deja de segregar insulina después del mediodía. Esto se traduce en que no vuelve a digerir hidratos de carbono después de esa hora, de modo que los que se consuman a partir de esos momentos se acumularán en forma de grasas, como reservas, en los lugares que menos deseas de tu cuerpo. Es lógico que el organismo esté activo durante la mañana, que es el momento real de producción, y que después pase a otras fases. Supongo que tiene que ver con la memoria genética que nos legaron nuestros ancestros, quienes posiblemente cazaran de día y luego se reunieran con sus familias para comer antes de que llegara la noche.

Por la noche el cuerpo se dedica a construir y a depurar, con lo cual necesita otro tipo de energía: la de las proteínas, que serían los ladrillos con los que se construye nuestro cuerpo físico, sobre todo si la proteína que se toma es animal.

La proporción por la noche es idéntica a la del mediodía: veinticinco por ciento de proteína animal y setenta y cinco por ciento de vegetales en forma de verduras, ensaladas, sopas, purés o cremas.

Para que no genere demasiados residuos ni sea excesivamente tóxica, sería deseable que la proteína animal fuera de origen biológico, pues hay que comer poca y de calidad. Esto es válido tanto en el caso de la carne como en cuanto al pescado. La carne se encuentra normalmente infestada de hormonas, antibióticos y otros productos que generan alteraciones en el organismo humano, muchas veces acumulativas e irreversibles. Y el pescado está lleno de metales pesados, pues los peces son como filtros orgánicos marinos. Así pues, insisto en que estos productos tienen que ser de calidad; si pueden ser biológicos, mejor. Sé que son más caros, pero la salud no tiene precio y a la larga siempre sales ganando.

Esta crisis que nos invade nos hace pensar realmente en lo que vale la pena y lo que no. La reflexión que hago es que es mejor comer menos y con calidad que atestar nuestro organismo con una gran cantidad de alimentos de dudosa calidad y biodisponibilidad.

Es importante entender la diferencia entre comer y nutrirse. La comida basura no ha visto la luz y en cambio los alimentos que han sido creados a partir de la tierra, el aire, el sol y el agua contienen energía, que es igual a vida. Así pues, tendríamos que comer alimentos vivos, pero con una gran dosis de conciencia, para lograr un planeta más sostenible.

Para ayudar a las personas a cambiar sus hábitos siempre explico mi propia experiencia. Yo no cambié los míos hasta que, después de estudiar muchísimas posibilidades dietéticas, asistí a un curso práctico de cocina energética. Durante ese curso entendí más el hecho de que mi cocina tenía que ser el botiquín de mi casa. Supe que los japoneses buscan las cocineras de las que han salido los linajes más longevos y averiguan sus recetas. Comprendí que el sentido de comer va mucho más allá de llenar la barriga y que el respeto por todo aquello que comes es muy importante para tu salud, así como la actitud a la hora de cocinar y de sentarte a la mesa. Cocinar con sentido es un arte.

Mi marido es quien cuida de la familia en la actualidad; es profesor de cocina natural, o de lo que mi maestro llamaba «cocina medicina», y procura que nuestras emociones mejoren cada día gracias a nuestros alimentos. En estos momentos imparte clases en nuestro centro, Lidiabiosalud, que también se pueden seguir por Internet.

LOS AYUNOS FUTUROS

Actualmente estoy trabajando en un programa de ayuno un poco diferente. Por petición de muchos de los que han hecho ayunos conmigo y que me piden un retiro basado en esta práctica, estoy desarrollando en estos momentos un programa que, metafóricamente hablando, consistirá en la transformación del gusano en mariposa. La persona podrá pasar por una verdadera metamorfosis; todo su ser experimentará un *reset* en el espacio y en el tiempo.

He desarrollado este programa junto con un equipo profesional que realmente ayudará a la persona conocerse a sí misma en todas sus posibles vertientes, desde la parte física hasta la espiritual, pasando por la mental. El impacto en la vida de los participantes será maravilloso, hasta el punto de que habrá un antes y un después para ellos a partir de ese momento.

Los humanos necesitamos saber quiénes somos, cómo descubrirlo, tener herramientas para lograrlo, rendirnos ante la maravillosa evidencia de lo que somos y sacar partido a nuestros dones y cualidades, con los que venimos a impulsar la evolución de un mundo que quiere ser más consciente. Así podremos dejar una huella más sólida de nuestra estancia aquí.

Iniciaremos este programa en breve en Barcelona, aunque también lo han reclamado en otras partes del mundo.

En primer lugar haremos una anamnesis completa del individuo en los tres planos (físico, mental y espiritual).

En cuanto al plano físico, corporal, los participantes harán un ayuno o semiayuno, dependiendo de su estado (este será el *reset* físico). Además, se les enseñará a saber quiénes son, por medio de diversas herramientas individuales e intransferibles.

En el día a día se harán una serie de charlas individuales y colectivas de estilo terapéutico, para que los participantes observen su entorno y su comportamiento ante él.

También se llevarán a cabo los distintos ajustes energéticos necesarios.

Aprenderemos a comer, a cuidar la piel y el cabello, a mantener el espacio vital, a respirar, a meditar, a tratar las propias enfermedades con las manos y a reconectarnos conscientemente a la Fuente.

Habrá ejercicio físico a cargo de profesionales de pilates, yoga, *chi kung*, etcétera.

Adquiriremos conciencia de nuestro poder como individuos, seamos hombre o mujer.

El *reset* mental se llevará a cabo a partir de técnicas de *coaching*, PNL, etcétera.

En cuanto al *reset* espiritual, a partir del aprendizaje de la quietud de la mente nos escucharemos y sabremos distinguir entre qué somos y qué no somos.

Y habrá muchas herramientas más, para aprender a trabajar sobre las emociones y otros aspectos.

Este entorno de ayuno propiciará todos los estados de consciencia y cualquier *reset* posible en todos ellos. Los participantes volverán a renacer de una forma más consciente, unidos a su entorno; sentirán más libertad y entenderán más cosas sobre sí mismos y la realidad que los rodea.

Lo importante no es cambiar, sino acceder a una versión mejorada de nosotros mismos. Dejamos de competir para mejorar lo que somos con el solo hecho de abrir los ojos y ser conscientes de ello.

Mi intención es que quienes vengan vibren, disfruten, desconecten y tengan la oportunidad de amarse tal como son.

Al final de todo haremos unos análisis por medio del test HLBO y alguna prueba más, con lo que descubriremos las carencias nutricionales de los participantes, para guiarlos en su camino individual en cómo deberían cuidarse y cómo deberían comer, entre otros aspectos.

Los participantes estarán asistidos en todo momento por profesionales de la salud, que los vigilarán constantemente para observar qué ocurre en su cuerpo durante el proceso y cómo responde a él.

¡Anímate a asistir! Existen pocas cosas en la vida que superen el hecho de conocerse a sí mismo.

TESTIMONIOS DE ALGUNOS DE MIS PACIENTES Y SUS AYUNOS

A todos mis pacientes les debo mi experiencia. Quiero expresarles mi gratitud a todos y cada uno de ellos por lo que me han mostrado de sus vidas, por haberme enseñado (y por continuar enseñándome) tantas y tantas cosas que han ayudado a tantas y tantas personas. Les estoy muy agradecida a todos porque realmente han confiado en la capacidad de sus cuerpos físicos para mejorar sus vidas. Son personas muy inteligentes, pues han tomado interés en el significado de su propio vehículo y a través de ellas he recibido mucha información que me ha ayudado continuamente a recordar quién soy.

En estos momentos en que la enfermedad asedia la vida de tantas personas, es hora de que nos responsabilicemos de nuestra salud y la hagamos más duradera. Como me dice mi querida amiga la doctora Isa, hay que limpiar no el pez, sino la pecera. Es decir, se requiere limpiar a toda la familia y no solamente al enfermo para que se multiplique el efecto sanador y se prevenga la indiscutible plaga de tremendas enfermedades que nos azotan. También hay que extender la conciencia de la información que aporta cada enfermedad, a la cual, desgraciadamente, no hacemos caso.

A continuación te muestro una síntesis de algunos de los testimonios:

Desde siempre he tenido una tendencia a estar más bien gordita, por decirlo de alguna manera. Además, siempre he tenido problemas de gastritis, de gastroenteritis, etcétera.

Tras mi primer ayuno bajo la supervisión de Lidia bajé de peso, pero lo mejor fue que hice una depuración de todo mi cuerpo, y también de la mente, con lo que pasé a encontrarme mucho mejor y mucho más feliz.

A fecha de hoy ya llevo tres ayunos, uno por año. Creo que son beneficiosos, porque me han ayudado a regular mi presión alta (continúo mi tratamiento de pastillas pero ahora siempre la tengo controlada), y durante la etapa de ayuno no tengo ni gastritis ni gastroenteritis... Además, el ayuno limpia los riñones (yo tengo oxalato cálcico y desde que hago el ayuno no he sufrido ningún cólico nefrítico), también limpia el hígado... En fin, que te «desatasca» todo el cuerpo.

Conchi

Lo más sorprendente del ayuno no es que no pases hambre: es la claridad con la que lo ves absolutamente todo; es como si se cayera un velo. Y es que durante el ayuno no usas la

142

comida para tapar nada, ni para calmar la ansiedad, ni para socializarte. Cada día descubres algo nuevo. Si además haces gimnasia suave, tipo yoga, te sientes mejor, más flexible y sin límites. Adquieres una mayor conciencia y acabas haciéndolo todo en estado de presencia, de una manera natural.

Cuando acaba el ayuno, queda algo de él. La manera de «ver» las cosas se queda contigo. Tus órganos están limpios y has hecho como un *reset* de todo. Es un volver a empezar.

Paloma

A día de hoy he hecho dos ayunos y soy consciente de que mi cuerpo los necesita. Ahora siento, más que nunca, que mi cuerpo es mío, que forma parte de mi yo y que es fundamental mantenerlo alegre y limpio para vivir la experiencia de la vida con paz interior y armonía. Es mi deber y compromiso cuidarlo, porque es mi templo y un regalo que recibí.

Carme (57 años)

Para mí lo más importante de un ayuno es la limpieza del organismo y cómo este te lo agradece dándote más energía, alegría y ligereza, a la vez que prescinde de unos kilos que, si sigues poniendo conciencia en lo que comes, tardas en recuperar.

A veces la rutina del día a día no te permite estar sin comer, pero todo es estar por uno mismo y proponérselo. Este es otro beneficio del ayuno; uno tiene que escucharse y mimarse. Aunque estar sin comer parece un castigo, es todo lo contrario: te estás amando y cuidando.

Julita

Después de realizar un ayuno de catorce días y ser estricta con las recomendaciones de Lidia, fui capaz de perder doce kilos. Experimenté un cambio físico externo espectacular, sin ninguna duda. Pero el mayor beneficio del ayuno se produjo a nivel interno, y fue el encuentro conmigo misma. Empecé a plantearme si mis aspiraciones estaban en consonancia con mi situación actual (laboral, emocional, alimentaria, social, etc.), tuve el valor de hacer frente a cambios inevitables en mi vida que estaba posponiendo por miedo y me demostré a mí misma que poseo esa disciplina y ese autocontrol que tanto me costaba poner en práctica en mi día a día. Además, aprendí a controlar la ansiedad que hasta ese momento combatía con la comida, así como la sensación de hambre, y a cambiar mis hábitos alimentarios, cosa que sin duda solo me ha aportado cambios positivos.

BIBI

Con el ayuno resolví muchos bloqueos emocionales, relacionados con mi infancia y mi pasado de esta o de otras vidas, cosas ocultas que estaban en mi parte subconsciente. Como crecí en la antigua Yugoslavia, en la época del comunismo, donde no había ningún tipo de creencia espiritual, para mí supuso un giro total y, como dicen, ¡DESPERTÉ!

Desde entonces hago el ayuno una o dos veces al año; de esta forma mantengo mi cuerpo sano y estoy siempre en mi peso ideal. Y sigo mi búsqueda dentro de mi camino espiritual.

IVANA

He vivido una experiencia que recomiendo a todo el mundo. Lo más obvio es que se te despierta la conciencia de que habitualmente comemos mucho más de lo que necesitamos. Por otra parte, he sentido un silencio interno, una calma, una tranquilidad que me han permitido actuar y pensar con otro ritmo. Supongo que al no estar distraída con la comida, al tener la mente más enfocada, he disfrutado de pequeños momentos para respirar, para meditar, para conectar conmigo misma. Podría compararlo con cuando metes la cabeza bajo el agua y solo escuchas el sonido de tu corazón y de tu respiración. El ayuno me ha hecho recuperar fuerza y claridad.

He descubierto el poder de la comida: la energía que absorbemos a través de ella, lo que nos provoca cuando no sabemos usarla correctamente... Tras el ayuno, disponemos de una energía limpia, clara y abundante para volver a empezar, ¡esta vez con más conciencia!

Karina

Cuando comencé pesaba ciento diez kilos. Al terminar todo el proceso, que duró veintiún días, llegué a los ochenta y cuatro. Me sentía muy ligero y más seguro de mí mismo.

Algo dentro de mí había cambiado. Dejé, radicalmente y sin ningún esfuerzo, de tomar leche y de comer carne, y empecé a introducir alimentos vegetales en mi dieta, que cada vez me gustaban más, y además los digería estupendamente. Mi salud ha mejorado. También despertó en mí la conciencia acerca de lo que como, e incluso acerca de lo que pienso y digo.

Santiago

¿Las ventajas del ayuno para mí? La principal es que siento una mayor vitalidad. También siento un mayor aprecio por lo natural y más sano, sin condimentos ni aditivos. Y ahorras a la hora de hacer la compra, ya que dejas de gastar en tonterías que no te aportan nada. Y, en todo el proceso, el cuerpo se queda con el peso que necesita y se desprende de lo que le sobra. Total, ¡que todo son beneficios! He hecho ya tres ayunos y estoy dispuesta a empezar el cuarto, ¡que no será el último!

VICTORIA

Mi experiencia con el ayuno fue muy gratificante y enriquecedora. Me permitió superar un estreñimiento crónico y pude aprender mucho sobre mi cuerpo. Ahora sé que he de confiar en él. ¡A nivel personal, fue una gran experiencia de autoconocimiento!

SANDRA

Desde hace unos diez años presentaba un cuadro clínico de riesgo, seguramente producto de una vida llena de estrés, de exceso de trabajo y de una alimentación inadecuada. Gracias al ayuno, más el concurso del par biomagnético, he podido superar una hernia discal, así como la gota que sufría, y mi altísimo nivel de triglicéridos ha descendido a cotas normales. Después de todo el proceso que he vivido, en mi familia la medicina convencional se ha convertido en la alternativa, y a la inversa. Pero es mucho más que eso. Ahora mismo, las pautas marcadas por Lidia son indispensables para mí. Me siento mucho más vivo.

FRANCISCO (64 AÑOS)

Gracias al ayuno cambié mi alimentación, analicé mi relación con la comida y reflexioné sobre varios aspectos de mi vida que quería modificar, sobre lo que es imprescindible para mí y lo que no. Me ayudó a dar un paso más hacia cómo quiero vivir a partir de ahora. Y, sobre todo, le dio un respiro a mi cuerpo. Es cierto que sientes que dejando de comer vas a morir, pero en el fondo lo que haces es «revivir».

Eva (42 años)

Con el ayuno descubrí que comía mucho más de lo que necesitaba y lo hacía simplemente por hábito y sin apenas darme cuenta o disfrutarlo. Conseguí mejorar mis problemas digestivos y estomacales y eliminé definitivamente cuatro kilos, que seis años después no han regresado.

Mar

Para mí, vivir durante unas semanas un proceso de ayuno con Lidia es sinónimo de pausa, liberación y desintoxicación física, lo que me ayuda a generar atención y cambios profundos en antiguos patrones mentales. El ayuno me cura y me despoja de muchas cosas que realmente no son necesarias.

Iván

Hace ocho años me diagnosticaron una urticaria por presión. Estuve tomando corticoides durante dos años y no conseguí mejorar, hasta que me encontré con un milagro, Lidia, que me aconsejó que probara un ayuno que consistía en caldos de frutas y de verduras y unas gotas naturales. Al cabo de un mes de tratamiento desapareció la urticaria, y no ha vuelto.

José

Además de que el ayuno sienta muy bien y pierdes unos kilitos, sientes que tiene lugar una limpieza desde dentro; es un comienzo de dieta fantástico, que te anima a seguir cuidándote.

TORUM

Mi experiencia con el ayuno fue muy satisfactoria. Además de perder veinte kilos, me bajaron los niveles de colesterol y de más parámetros. Así pues, no lo considero una dieta adelgazante, sino más bien depurativa. Psicológicamente te hace cambiar a un estado mejor. Como nunca había hecho una dieta, al principio me costó, pero gracias a Lidia, a mi esposa y a un poquito de voluntad superé los primeros días de ayuno.

MARCE

Me diagnosticaron carcinoma ductal in situ. Me sentí tan mal ante la idea de operarme que me negué. Por suerte, conocí a Lidia. Lo primero que me dijo fue que era imprescindible que siguiera un régimen específico. Fue muy duro, pero lo hice.

Bebía infusiones y comía verduras que no produjeran acidez. Me aplicaba cataplasmas sobre el hígado, caminaba y me bañaba con agua salada.

Llegué a encontrarme tan cansada que pensé en seguir haciendo lo que fuera mejor para que el tumor desapareciera, pero que si no fuera así, no podría pelear más conmigo misma; aceptaría lo que viniera. Llegados a este punto, me relajé y pasó el invierno.

Llegó la primavera y me animé; sentí como una esperanza de renovación. A principios de junio me realizaron una analítica con marcadores tumorales para cáncer de mama. En el momento en que el médico me dio el resultado negativo, me sentí aliviada.

Después del régimen que hice, de todo lo que me ha pasado durante este tiempo, así como de la gente que he conocido, ahora no puedo ser la misma persona que era antes.

CARMEN ROMERO

Empecé el primer ayuno sin saber adónde iba, lo que suponía en realidad. Solo quería perder peso. Y me di cuenta de que el ayuno es una herramienta potente para conocerse, para escuchar el propio cuerpo. Y sobre todo me di cuenta de que la mente es muy poderosa. En este ayuno experimenté muchos miedos, reforzados por los comentarios negativos de los demás respecto al ayuno. Lo viví de una manera bastante dura. Pero descubrí la confianza en mí misma. Mi vida dio un vuelco fantástico; empecé a saborear las frutas, las verduras, a cuidar mi cuerpo y mi mente y, sobre todo, empecé a tomar conciencia.

En el segundo ayuno, todo era diferente. Ya era consciente. ¡Qué felicidad, cuánto me gustó hacer este ayuno! Sabía los beneficios y me sentí muy feliz; le estaba dando un merecido respiro a mi cuerpo y en consecuencia a mi mente.

En este segundo ayuno me descubrí aún más. Duermo mucho mejor, y me siento bien conmigo misma y con mucha más energía.

CELINE

He hecho dos ayunos en mi existencia. El primero, en 2010. Al cabo de dos meses, conseguí un ascenso importante en mi empresa. El otro ayuno me está curando una enfermedad, crónica según la medicina tradicional, que he sufrido durante mucho tiempo. Terminé el ayuno hace dos meses y medio y la mejora que he experimentado en mi cuerpo ha sido indescriptible, ya no solo en cuanto al sistema articular, sino en términos de energía, ánimo, tranquilidad emocional y la sensación de amarme, de cuidarme. La alimentación me ha cambiado la forma de vivir y de disfrutar de ella.

JAUME (34 AÑOS)

En el proceso de ayuno contacté con emociones que limpié. Además, mi cuerpo se liberó de toxinas. El resultado fue que me sentí liberada, con el cuerpo ágil y ligero. Tomé conciencia de mí y de mi sentir; sentí mi energía equilibrada y en conexión con mi corazón. Todo esto contribuyó a que me desarrollara profesionalmente de forma fluida y mejoré la calidad de mis relaciones en las distintas áreas de mi vida.

MAITE

CASOS DE PACIENTES ANÓNIMOS

María Isabel:

Llegó con un estado de gran ansiedad. Al finalizar el ayuno sus niveles hormonales se regularon; su estado emocional se estabilizó.

S.R.:

El ayuno es para él un momento de centrarse y de volver a casa tras padecer grandes vicios que le han llevado a tener hipertensión arterial (HTA), gota y otro tipo de trastornos. El ayuno le ayuda a reconducirse de nuevo, a encontrarse más ágil y a permanecer en un estado de paz.

Chico triatleta:

Después del ayuno, que le sirvió para entender su cuerpo físico y aligerar toxinas y un peso innecesario para realizar el deporte que practicaba, aumentó su rendimiento con la nueva alimentación. Resultó maravilloso introducir en ella hidratos de carbono integrales de absorción lenta.

ENFERMERA:

Jamás pensó que el ayuno la llevaría a contemplar la posibilidad de la salud.

ISABEL:

Después de seguir innumerables y decepcionantes dietas, encontró el sentido de cuidarse, más que la posibilidad de perder peso. Tras la menopausia pudo por fin adelgazar y encontrar la salud.

SEÑOR JUBILADO:

Perdió diez kilos de más que no le permitían caminar, por producirle sobrecarga en las rodillas. Entendió que estaba en la juventud de la vejez y que tenía la posibilidad de alargar su estado de salud.

EJECUTIVO:

Por su trabajo, sus índices metabólicos estaban por las nubes. Entendió que haciendo paradas técnicas dos veces al año podía seguir disfrutando de sus reuniones, con comidas cada vez más conscientes.

EJECUTIVA:

Con problemas de tiroides por el exceso de estrés, los cuales, por cierto, no hay que considerar crónicos, el ayuno le sirve para reducir revoluciones y sacar información acumulada.

PACIENTE CRÓNICO:

Sin saber qué hacer con su colon, polimedicado y sin esperanzas a pesar de esta medicación, se encuentra después de varios ayunos como nunca en su vida. Es un paciente ejemplar por la confianza depositada y su buen hacer, junto con su fe.

OSTEÓPATA:

Feliz por el cambio de paradigma que le supuso la alimentación. Su confianza en mí hace que me delegue a buena parte de sus pacientes.

PACIENTE CON DIABETES:

Revertió su enfermedad al mantener la continuidad después del tratamiento y la confianza en su propia sanación.

PACIENTE CON ANEMIA FERROPÉNICA CRÓNICA:

Después del ayuno, volcó sus depósitos a la sangre tras depurar el hígado.

PACIENTE CON FIBROMIALGIA:

Después del ayuno y tras cambiar hábitos, dejó de tener dolor para siempre.

EMBARAZADA:

Hizo el ayuno sin saber que estaba embarazada y su hija está preciosa en la actualidad. Es la ayunadora más joven que he tenido.

PACIENTE CON AMENORREA:

Después de muchos años sin regla, tras realizar un ayuno vuelve a tenerla con regularidad.

PACIENTE CON ESTREÑIMIENTO CRÓNICO:

La conocían en todas las farmacias de su pueblo. En la actualidad está inmejorable.

CÁNCER:

Podría citar varios casos que se han llegado a revertir gracias al ayuno y a un cambio de hábitos, hasta llegar a desaparecer los índices tumorales.

Muchos casos nos demuestran que la enfermedad es un estado, un momento dentro de la existencia, una oportunidad, y que concebirla como crónica es como dejar la luz de encendido del coche siempre prendida y no darnos cuenta de que basta con darle a la llave para apagarla.

ÍNDICE

Agradecimientos 7
Prólogo.. 11
Introducción.. 13

1. Orígenes del ayuno... 17
   El ayuno de los animales...................................... 17
   El ayuno en la historia humana 18
2. ¿Por qué ayunar? 23
   Razones para empezar un ayuno 23
   Síntomas de nuestra sociedad enferma................ 27
3. Estudios científicos acerca del ayuno.................. 49
   Estudios en rusia.. 50
   Estudios en Alemania 55
   Estudios en animales 58
   Genética y cáncer.. 58
4. Lo que es y lo que no es el ayuno........................ 63
   El ayuno no es una dieta 63
   El ayuno no es pasar hambre................................ 64
   El ayuno no es morir por inanición 65
   El ayuno es limpieza y desintoxicación 66

El ayuno es reencontrarse con uno mismo 67
El ayuno es ir en búsqueda de la salud 70
5. Modalidades de ayuno y semiayuno................................. 71
6. Técnicas de ayuda durante los ayunos............................ 75
El test sanguíneo HLBO 75
Buscar frecuencias más altas 76
Negociar con las informaciones que queramos desechar.. 79
Desprenderse de las informaciones dañinas 81
7. Un ejemplo de ayuno 85
8. El retorno a la comida después del ayuno 89
9. La praxis del ayuno... 93
Cómo se realizan y cómo dirijo los ayunos..................... 93
Dónde llevar a cabo el ayuno 96
Cuándo realizarlo y con qué frecuencia 97
10. ¿Qué ocurre durante el ayuno? 101
Ralentización de los tiempos 101
Pérdida de peso 103
Mejora de la movilidad física.. 104
Menos calor, más frío 106
Pueden cesar las deposiciones 107
Aparición de halitosis 108
Incremento de la sudoración 109
Reaparición de síntomas de enfermedades...................... 109
El proceso bioquímico se modifica 110
11. Principales beneficios del ayuno.................................... 113
Una nueva oportunidad 113
El reset físico 115
El reset anímico y mental 122
12. ¿Qué vas a comer a partir de ahora? 131
13. Los ayunos futuros 137

Apéndice 1. Testimonios de algunos de mis pacientes
y sus ayunos 141
Apéndice 2. Casos de pacientes anónimos............................ 151